Vorwort

Seife selbst gestalten! Ohne Lauge, Sicherheitsmaßnahmen und chemisches Vorwissen. Nur mit Materialien, die ich im Bastelladen meines Vertrauens bekomme. Dieser Gedanke faszinierte mich schon seit geraumer Zeit und je mehr ich darüber nachdachte, desto mehr Ideen bekam ich.

Die zahlreichen Gießformen, Farben, Düfte, Labels und alles, was an pflegenden Zutaten beigefügt werden kann, ergeben eine endlose Zahl an Variationen.

Ich mache meine Seife nun selbst und verschenke sie auch gerne - kreativ verpackt natürlich. Für jeden genau die Seife, die zu ihm passt. Und wer gerne badet, soll selbstverständlich auch nicht leer ausgehen. Mit den gleichen Zutaten kann man wunderbar Badesalz und Badekugeln herstellen. Seifen können auch mehr als Hände waschen. Nicht nur in Frankreich schätzt man selbstgemachte Seife als Alternative zu herkömmlichem Duschgel.

Die besten Ideen für einzigartige Seifen und Badezusätze habe ich mit großer Freude für Sie in diesem Buch zusammengetragen. Es war mein erstes „selbstreinigendes Kreativprojekt“. Lassen Sie sich inspirieren und genießen Sie die Schönheit, die Düfte, den Schaum und den Blubber Ihrer eigenen Kreationen.

Ihre

Helene Ludwig

Grundmaterial

kreative Seifen

Seife zum Gießen

Für die kreativen Seifenstücke wird moderne Glyzerinseife verwendet, die hinsichtlich ihrer Reinigungskraft und Hygiene der traditionellen Natronseife in nichts nachsteht. Der Herstellungsprozess von Natronseife jedoch ist anspruchsvoll und nicht ungefährlich, während Glyzerinseife unkompliziert und sicher zu verarbeiten ist. Selbstverständlich wird auch sie allen dermatologischen Anforderungen gerecht. Die Grundmasse wird in Deutschland auf der Basis hochwertigen Glyzerins nach den Richtlinien der Kosmetikverordnung hergestellt.

Die Glyzerinseife wird im Wasserbad in wenigen Minuten geschmolzen (siehe S. 4). Dann heißt es kreativ werden beim Einfärben der Seife mit dermatologischen Kosmetikfarben, dem Parfümieren, Zumischen von Kräutern, Hautpflegestoffen, Ölen und anderen Ingredienzien … Die fertige Masse wird in Gießformen gefüllt, in die nach Wunsch zuvor noch Seifenlabel mit einem passenden Motiv oder Text gelegt werden können. Nach dem Erkalten wird das Seifenstück ausgeformt und das Label abgezogen.

Die im Fachhandel erhältliche Glyzerinseife ist frei von tierischen Fetten und Ölen und wurde dermatologisch geprüft und freigegeben. Sie entsteht durch natürliches Verseifen von Glyzerin und ist von Natur aus hautfreundlich aufgebaut. Diese Neutralseife als Basis für unsere individuellen Seifenstücke enthält alle wichtigen waschaktiven und hygienetechnisch wirksamen Substanzen, die eine gute Körperseife enthalten muss. Sie kann mit allen kosmetischen Seifenextrakten (Schaum- und Cremebildnern, Duft- und Pflegeölen) und darüber hinaus auch mit Kräutern, gemahlenen Gewürzen, Peelinghilfsstoffen und Hautpflegemitteln vermischt werden.

Der Schmelzpunkt liegt bei ca. 60°C.

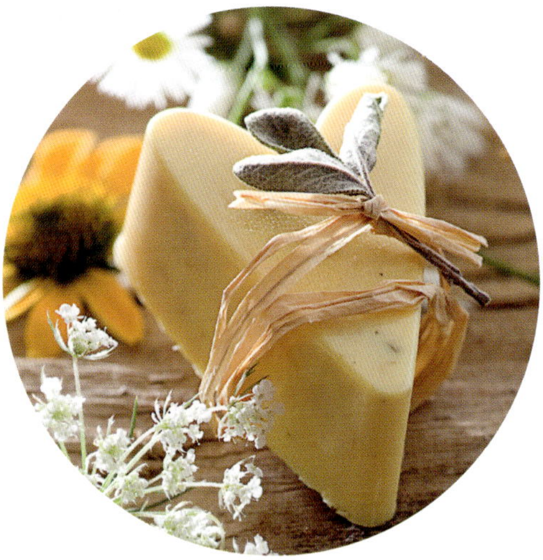

Seifenfarbe

Ich verwende ausschließlich die Kosmetikfarben, die speziell zur Verwendung mit Glyzerinseife angeboten werden. Sie entsprechen den dermatologischen Anforderungen der Kosmetikverordnung und sind ökologisch abbaubar.

Mit den praktischen Tropffläschchen kann man Tropfen für Tropfen Farbe zufügen, bis der gewünschte Farbton erreicht ist. Durch die Verwendung mehrerer Farbtöne können herrliche, auch fein abgestufte Farbnuancen und Mischtöne erreicht werden. Die Farben wirken in der weißen und der transparenten Seifenmasse jeweils unterschiedlich. Während die Farben in der transparenten Masse förmlich zu leuchten beginnen, entstehen in der weißen Masse wunderschöne Pastelltöne. Manche Farben sind selbst transparent, andere opak, also deckender. Opake Farbtöne, wie zum Beispiel das Grau, geben auch der transparenten Seifenmasse ein milchiges Aussehen. Probieren Sie es einfach aus.

Hautpflegewirkstoffe

Abgestimmt auf die Glyzerinseife sind auch Pflegezusätze erhältlich, mit denen man die Seife mühelos auf die individuellen Bedürfnisse abstimmen kann. Im Wesentlichen gibt es Wirkstoffe für normale, gegen fettige und gegen trockene Haut, Seifenschaum-Konzentrat und Aloe-Vera-Gel.

Die heilende Wirkung der Aloe Vera ist bekannt. Wichtig ist, dass das Gel erst ganz am Schluss zugegeben werden darf (5-10%), da es bei Temperaturen über 50°C seine Heilwirkung verliert. Immerhin enthält das Gel dieser Pflanze über 160 biologische Inhaltsstoffe, die helfen, spröde, entzündete oder oberflächlich verletzte Haut zu regenerieren. Außerdem wirken sie hautstraffend, was bereits Kleopatra zu schätzen wusste.

Seifenduftöl

Die Parfümöle, die im Kreativfachhandel angeboten werden, enthalten bereits eine kleine Menge eines kosmetischen Emulgators, der dafür sorgt, dass sich die wasserhaltige Seife mit dem Öl vermischen lässt. Diese ätherischen Naturöle werden aus Blütenblättern, Samen und Blättern bestimmter Pflanzen gewonnen. Einige Öle haben neben der angenehmen Duftwirkung auch eine heilende und hautpflegende Wirkung (siehe S. 6–9).

Andere Öle

Manche Seifen habe ich mit anderen natürlichen Ölen angereichert, deren Wirkung oder Duft mir wichtig war. Um das Öl in die Seife einarbeiten zu können, muss die Seife vorher mit dem separat erhältlichen Kosmetik-Emulgator (Kosmetik-Tensid), der aus Rizinusöl hergestellt wird, vermischt werden. Man benötigt 3-5% Emulgator bezogen auf die Gesamtmenge der Seife. Da die Zusammensetzung von Ölen unterschiedlich ist, empfiehlt es sich, zunächst mit dem Öl, das man selbst verwenden will, ein Probeseifenstück zu gießen, um festzustellen, ob die Menge des zugefügten Emulgators ausreicht.

Bitte achten Sie darauf, dass Sie die wertvollen Öle kühl, trocken und dunkel lagern.

Hilfreiche Informationen über die Wirkung und Besonderheiten verschiedener Öle bekommt man in Drogerien und Apotheken.

Schritt für Schritt

Seife schmelzen und gießen

Ich schmelze die Seife wegen der Temperaturempfindlichkeit ausschließlich im Wasserbad, nicht in der Mikrowelle.

1 Hängen Sie eine Edelstahlschüssel in einen passenden, etwa zur Hälfte mit Wasser gefüllten Topf auf der Herdplatte und lassen Sie das Wasser warm werden. Die abgewogene Seifenmasse schneiden Sie in grobe Würfel, bevor Sie diese in die Schüssel geben. Die Seife darf auf keinen Fall kochen! Die ideale Schmelztemperatur liegt bei etwa 60°C oder: gerade so hoch, dass sich die Seifenstücke langsam verflüssigen.

2 Sobald die Masse vollständig geschmolzen ist, nehmen Sie den Topf von der Herdplatte und fügen der Seife nach und nach alle Ingredienzen zu, die Sie für Ihre Rezeptur geplant haben. Rühren Sie die Masse nur langsam und behutsam um, damit keine oder so wenige Luftbläschen wie möglich entstehen.

3 Nun füllen Sie die Masse in die vorgesehene Form. Wenn das Seifenstück mit einem Label geprägt werden soll, legen Sie dieses vorher in die Form. Dann löffeln Sie zunächst so viel Seifenmasse darauf, dass das Relief vollständig bedeckt ist, und streichen vorsichtig mit einem Pinsel darüber, damit eventuelle Luftblasen aufsteigen und der Abdruck möglichst perfekt wird. Falls Sie sich nicht sicher sind, ob sich das Label womöglich verschoben hat, schauen Sie einfach von unten auf die Form und korrigieren die Lage mit dem Pinselstiel. Danach füllen Sie die restliche Masse mit dem Löffel ein und lassen das Seifenstück abkühlen. Die Seifenmasse braucht bei normaler Zimmertemperatur je nach Größe etwa 30 bis 60 Minuten, um fest zu werden.

TIPPS

+ Sie können das Label an einer Ecke mit einer Stecknadel vorsichtig anheben. So lässt es sich ganz einfach vom Seifenstück abziehen.

+ Füllen Sie die Gießformen nicht bis zum Rand mit Seifenmasse, damit Sie das fertige Seifenstück leichter aus der Form drücken können.

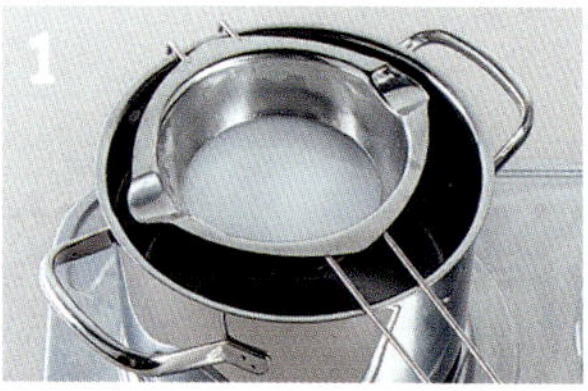

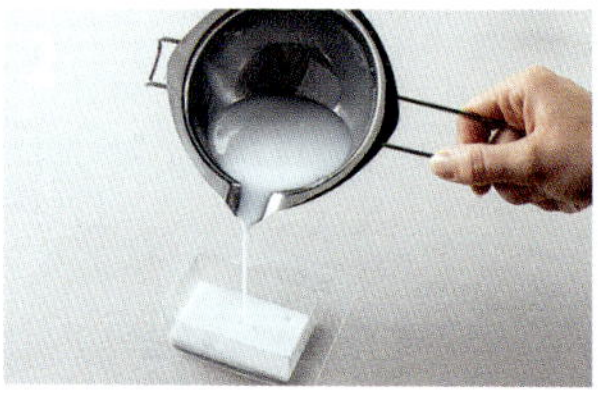

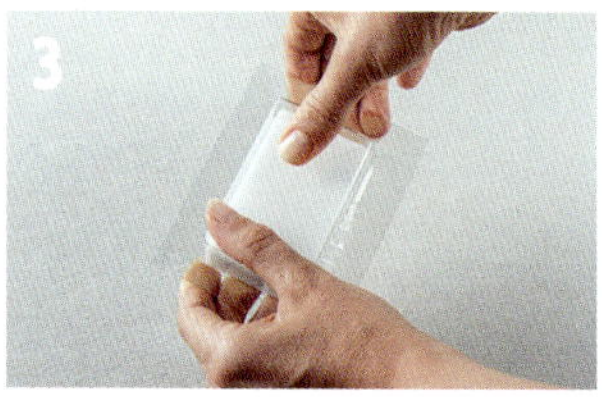

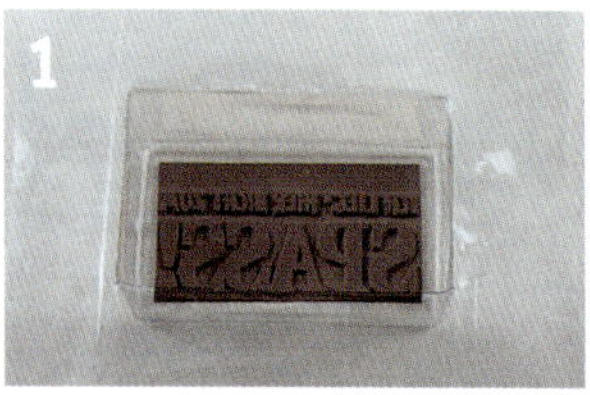

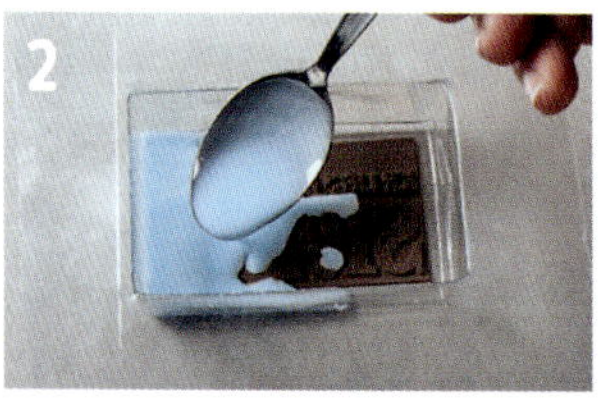

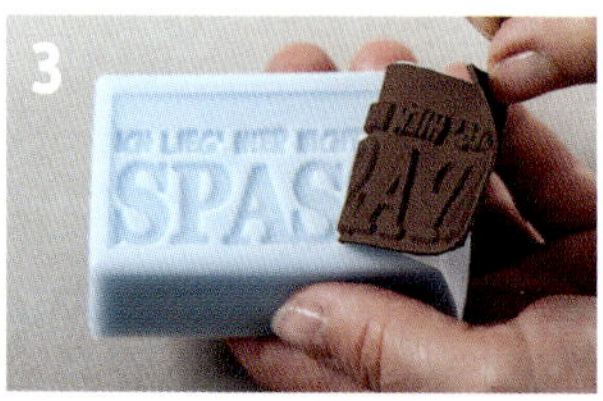

Grundmaterial

Badekugeln, Badesalz & Co.

Badekugeln

Badekugeln versprechen Wellness für Zuhause. Entschleunigung, Luxus, Harmonie und Badespaß in der eigenen Badewanne. Im Internet finden sich zahlreiche Rezepte mit Zutaten, die allesamt im Supermarkt erhältlich sind.

Angenehmer zum Verarbeiten und auch zum Genießen waren mir die Massen, die als Fertigmischung erhältlich sind. Sie enthalten statt des normalerweise verwendeten Pflanzenfetts als Basismasse eine Kosmetikwachsmischung. Sie haben die Wahl zwischen einer prickelnd sprudelnden und einer luxuriös schäumenden Grundmasse. Während erstere erfrischt und belebt, wirkt letztere erholsam, wohlig und entspannend. Zu den Mischungen, die nach Packungsbeilage angerührt werden, kann man auch die unterschiedlichsten Wirkstoffe oder dekorativen Elemente zugeben, wie Glitzersternchen, klein geschnittene Blüten- und Kräuterblätter, Tee, Gewürze, Parfümöle, Hautpflegemittel, Seifenfarbe oder auch Naturöle (vorbereitet mit Kosmetik-Emulgator) - lassen Sie sich inspirieren.

Die fertigen Badekugeln, die sich unter dem Rücken langsam auflösen, wenn man es sich in der Wanne gemütlich gemacht hat, umschmeicheln den Körper sanft und umspülen ihn mit allem, was Sie an verwöhnenden Zutaten beigefügt haben.

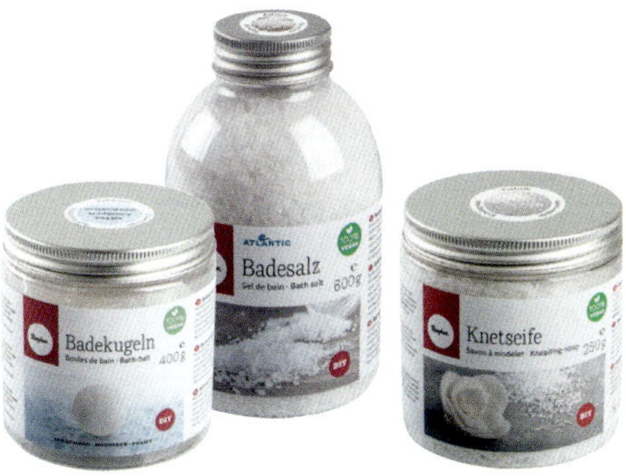

Badesalz

Auch das natürliche, ungereinigte Meersalz kann mit Wirkstoffen und Seifenfarben versetzt und kreativ weiterverarbeitet werden.

Badesalz enthält wichtige Mineralien:
MAGNESIUM fördert den Feuchtigkeitsgehalt der Haut und hält sie geschmeidig.
KALIUM wirkt antibakteriell und beruhigt empfindliche Haut.
NATRIUMBICARBONAT macht die Haut weich und reinigt sie mit seinem sanften Peelingeffekt.

Für ein Vollbad benötigt man etwa 3-4 Esslöffel Salz. Ein 20-minütiges Vollbad öffnet sanft die Poren, wodurch der natürliche Feuchtigkeitsgehalt der Haut verbessert und der Faltenbildung entgegengewirkt wird. Badesalz kann man in der Anwendung auch mit Badekugeln kombinieren.

Hinweis: Wenn Sie Meersalz mit feuchtigkeitshaltigen Substanzen oder Seifenfarbe mischen, dann sollten Sie das Salz vor dem Abfüllen in das endgültige Gefäß trocknen lassen.

Knetseife

Knetseife, die nach der beigepackten Anleitung mit heißem Wasser (oder Tee) und Öl angerührt wird, kann ebenfalls mit allen möglichen Zugaben verfeinert und auf Ihre individuellen Bedürfnisse abgestimmt werden.

Die klassischen Knetfiguren als Seifenstück haben mich weniger begeistert, aber die Teigkugel vor mir auf der Arbeitsfläche brachte mich auf den Gedanken, die Masse nicht figürlich, sondern wie Keksteig weiterzuverarbeiten: Zu Seifenmurmeln, Seifendrops oder (leider nicht im Buch) Seifentalern. Ausstechen wie Teig lässt sich die Masse übrigens auch!

Zusätze,

die ich gerne verwende

Avocadoöl	• hilft bei spröder und zu Austrocknung neigender Haut • bekämpft Verhornung und Rissigkeit • empfehlenswert nach Sonnenbeschädigung
Arganöl	• nicht zu Unrecht zählt Arganöl zu den wertvollsten Pflanzenölen der Welt, da es seltene Substanzen und eine Zusammensetzung enthält, die es zu einem perfekten Pflege- und Heilmittel für die Haut macht, das noch dazu bestens verträglich ist
Bergamotte (enthalten im Seifenduftöl "Grüner Tee")	• der Duft der Bergamotte wirkt spannungslösend, belebend und hebt die Stimmung • da es auch antiseptische Eigenschaften besitzt, fördert es die Heilung von Entzündungen der Haut • wer statt des unproblematischen Parfümöls ätherisches Öl verwenden möchte, lässt sich am besten in der Apotheke beraten, welches Öl zu empfehlen ist, da Sorten mit einem hohen Bergaptenanteil in der Sonne Hautirritationen hervorrufen können
Eukalyptus	• das kampferhaltige Eukalyptusöl wirkt antiseptisch und desodorierend • öffnet die Atemwege und macht munter • der stärkende und erfrischende Duft lässt sich auch gut bei irritierter Haut verwenden und passt gut zu Zitronendüften
Fichtennadel und Latschenkiefer	• diese bekannten und beliebten Düfte regen an und aktivieren • gemischt mit Eukalyptus und Meersalz entsteht eine ideale, optimistisch stimmende Seife für kalte, trübe Herbst- und Wintertage
Grapefruit	• ideal bei Akne und Neigung zu fettiger Haut • wirkt durchblutungsfördernd und gewebestraffend • Ich verwende Grapefruitöl oder auch den getrockneten Schalenabrieb einer ungespritzten Frucht. Zur Aromatisierung von Badesalz kann man den frischen Schalenabrieb von Zitrusfrüchten zum Salz geben und einige Tage abgedeckt stehen lassen. Vor dem Abfüllen in das endgültige Gefäß sollte man das Salz einige Zeit ausbreiten, sodass die Restfeuchtigkeit trocknen kann.

Honig	• wirkt desinfizierend und antibakteriell • hält die Feuchtigkeit und dient als Säureschutz
Jojobaöl	• ein flüssiges Pflanzenwachs, das einen nicht fettenden Film bildet, der die Feuchtigkeit der Haut bindet und schnell einzieht • stärkt die Widerstandsfähigkeit der Haut • erhöht die Geschmeidigkeit • reich an Mineralstoffen, dem Provitamin A und Vitamin E
Kamille	• wirkt entzündungshemmend und antibakteriell • lindert allergische Reaktionen und Hautirritationen
Kokosöl	• ein wahrer Alleskönner, der rückfettend, glättend, desodorierend und antibakteriell wirkt • besonders hilfreich bei Schuppenflechte, Milchschorf und Entzündungen • mindert Fältchen und Sonnenbrand
Kürbiskernöl	• ideal für empfindliche, irritierte, trockene und reife Haut • hoher Linolsäure- und Vitamin E-Gehalt
Lavendel	• ein Wundermittel unter den Hausmitteln dank seiner antibakteriellen, antimykotischen und entzündungshemmenden Eigenschaften • unterstützt außerdem die Wundheilung bei Verletzungen, Ekzemen und Insektenstichen • Lavendelduft wirkt beruhigend, stresslösend und fördert den Schlaf
Mandelöl	• ebenfalls ein Allrounder, den ich gerne einsetze • nahezu farb- und geruchlos • macht die Haut geschmeidig und elastisch • gibt Feuchtigkeit und Zellschutz und wirkt sanft rückfettend • sehr gut verträglich für Menschen mit empfindlicher Haut und für Kinder und Babys
Olivenöl	• unserem Hautfett sehr ähnlich • regeneriert den natürlichen Schutzfilm und Fettmantel der Haut • hält die Feuchtigkeit in tiefen Schichten

Orange	• Orangenduft verbreitet Fröhlichkeit, Lebensfreude und Optimismus • auch bei Orangen können Sie wunderbar den Schalenabrieb verwenden (s. Grapefruit), sodass sich der Duft etwas länger hält als bei alleiniger Zugabe von Parfümöl
Pfefferminze	• kühlt und erfrischt • wirkt energiespendend, antibakteriell und antiinfektiös • fördert die Konzentrationsfähigkeit und den Ideenreichtum • besonders angenehm im Sommer und nach dem Sport • zum Einsatz kommen ätherisches Öl, Tee, getrocknete und vereinzelt auch frische Blätter
Ringelblumen	• fördern die Hautdurchblutung und damit die Bildung neuer Hautzellen und wirken entzündungshemmend und wundheilungsfördernd • lindern durch ihre abschwellenden und antiseptischen Eigenschaften auch Insektenstiche, Verbrennungen und kleine Wunden • die Blüten verändern in der Seifenmasse kaum ihre Farbe
Ringelblumenöl	• beruhigend bei Hautirritationen • wohltuend bei trockener, rissiger, gespannter Haut • heilend und entzündungshemmend
Rosmarin	• antiseptisch • gegen Hautalterung
Salbei	• Salbeiöl sollten Sie ausschließlich in der Apotheke erwerben und sich zur Dosierung dort auch beraten lassen, da es Thujon enthält, dessen Gehalt möglichst niedrig sein sollte. Unproblematischer ist die Verwendung von Muskatellersalbeiöl und frischen bzw. getrockneten Salbeiblättern. • Beachten Sie dies, können Sie sich an den hervorragenden Eigenschaften des Salbeis erfreuen: er desodoriert und hemmt die Schweißbildung. Damit ist er der perfekte Zusatz für Fußbäder. Wer zu schweißigen Händen neigt, schätzt ein Salbeiseifenstück.

Salz (Sole- oder Meersalz, fein oder grob)	• reguliert den Feuchtigkeits- und Fettgehalt der Haut und hinterlässt ein zartes Hautgefühl (nach der Anwendung einer salzhaltigen Seife oder nach einem Bad in Badesalz sollten Sie der Haut etwas Zeit geben, sich von zu viel Fett zu befreien bzw. die angebotene Feuchtigkeit zu speichern, bevor man weitere Pflegeprodukte einsetzt) • wirkt gegen unreine Haut und hat einen äußerst positiven Effekt auf Neurodermitis • durch das enthaltene Natrium zieht sich die Haut zusammen und die Wundheilung wird angeregt • grobes Salz wirkt peelend sogar an schuppigen oder verhornten Hautpartien, ohne die Haut zusätzlich auszutrocknen
Sesamöl	• für sensible Haut • besonders vitaminreich
Sheabutter	• gegen trockene Haut • lindernd bei Neurodermitis • heilend • schmerzlindernd
Teebaumöl	• wirkt entzündungshemmend • gilt als Hauttröster • trägt durch seine hervorragende desinfizierende und antiseptische Wirkung zur Hygiene bei

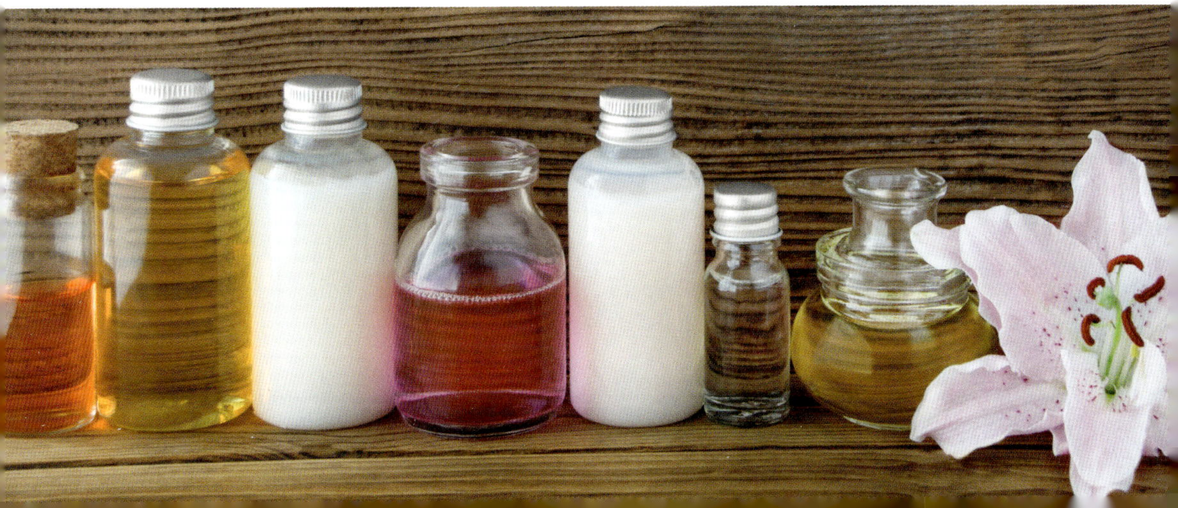

Gegen Schniefnase

& Erkältungsblues

Seifenstück

Form: Oval, 5 cm x 7 cm

Seifenlabel: Gutelauneseifchen

90 g opake Seifenmasse

2 Tropfen Seifenfarbe in Azurblau

3 Tropfen Heilpflanzenöl

Badekugeln

Diese Badekugeln habe ich leicht bläulich getönt mit einigen Tropfen Seifenfarbe in Azurblau. Dem vorgesehenen Verwendungszweck entsprechend habe ich außerdem einige Tropfen Eukalyptus- und Zitronenöl zugegeben.

Als Verpackung dient ein Eierkarton, dessen Unterteilungen ich mit quadratischen Stücken weißen Seidenpapiers ausgeschlagen habe. Als Banderole habe ich einen Streifen schlichtes Druckerpapier verwendet, auf den ich mit einem Augenzwinkern „heile, heile Segen…“ gedruckt habe.

Die allgemeinen Hinweise zur Herstellung und Verwendung finden Sie auf Seite 5.

HINWEIS Auf die herstellerseitig eigentlich empfohlenen 3-5% Kosmetik-Emulgator (bezogen auf die Menge der Seife bzw. der Badekugelmasse) habe ich bei diesen eilig benötigten Geschenken verzichtet. Es hat trotzdem funktioniert. Wer ganz sicher gehen will, mischt die Öle erst damit und gibt sie dann zu den Grundmassen.

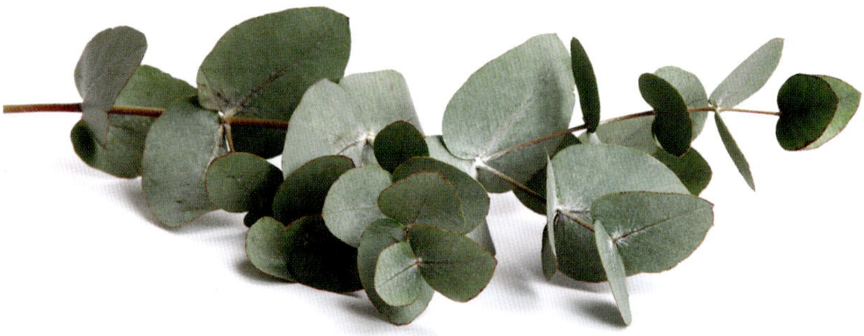

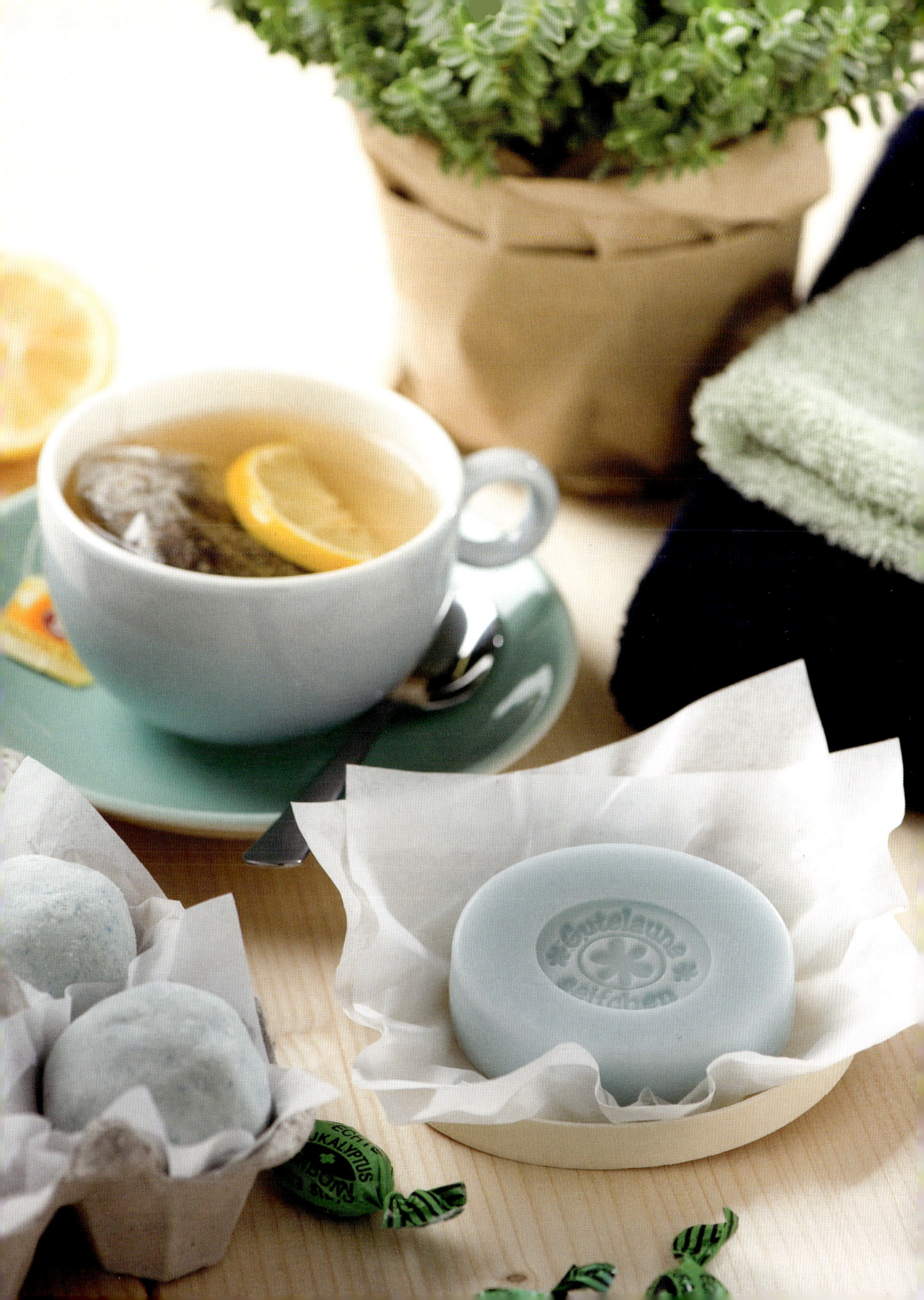
Gutelaune
ECHTE

Kleine Gartenfreuden

duftend und frisch

Rosmarinseife

Form: Rechteck, 4 cm x 8,5 cm

Seifenlabel: handmade

90 g transparente Seifenmasse

2 TL frischer, gehackter Rosmarin

GUT ZU WISSEN Den gehackten Rosmarin in die flüssige Seifenmasse geben. Die frischen Blättchen geben ihre Farbe und Inhaltsstoffe ab und es entsteht ein natürliches Grün. Beim Befüllen zunächst mit dem Löffel wie gewohnt etwas Masse in die Form geben und eventuelle Luftbläschen mit dem Pinsel herausstreichen. Die restliche Masse erst einfüllen, nachdem sich auf der ersten Schicht eine leichte Haute gebildet hat. So ist am Ende der Rosmarin gleichmäßig im Seifenstück verteilt.

FÜR DIE VERPACKUNG

Packpapierstreifen, 7,5 cm breit, 15 cm lang

Stempel: mit Liebe gemacht

Stempelkissen in Schwarz

grüner Holzfarbstift

Schnur

ein Zweig Rosmarin

Relax

Form: Rund, ø 5,5 cm

Seifenlabel: Relax Butterfly

80 g transparente Seifenmasse

4 Tropfen Seifenfarbe in Purpur

einige Tropfen Seifenduft „Grüner Tee“

2 g Hautpflegewirkstoff nach Hauttyp

MEIN TIPP FÜR SIE

Frischer Rosmarin, wenn er gehackt wird, wird sehr schnell bräunlich. Die Seife verändert dann ihre Farbe in ein schönes, warmes Grünbraun. Wer das nicht möchte, verwendet getrockneten Rosmarin und gibt für die Farbgebung etwas Seifenfarbe in Maigrün zu. Grundsätzlich sollten Seifen, die mit frischen Kräutern oder Blütenblättern hergestellt wurden, bald verbraucht werden.

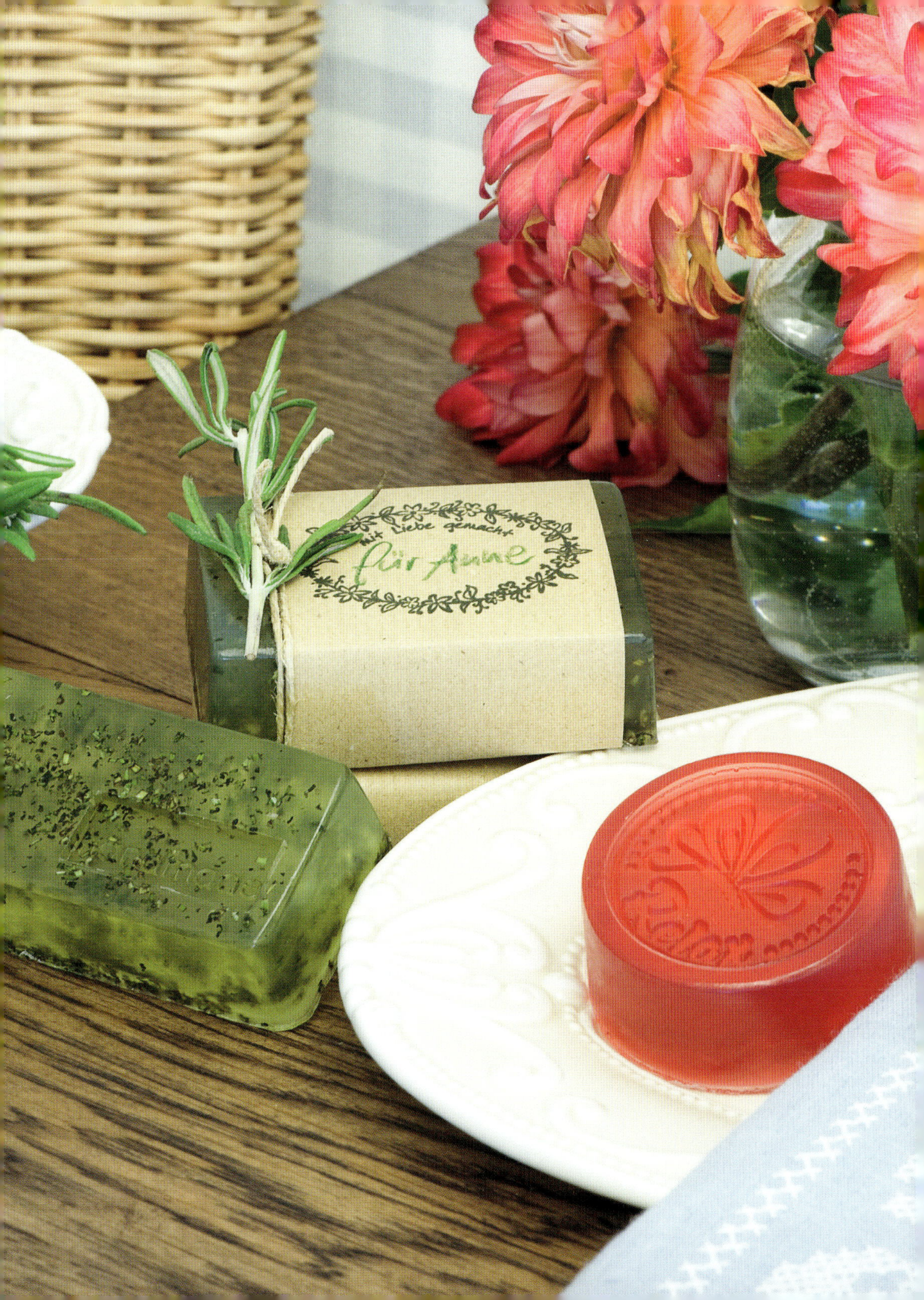
mit Liebe gemacht
für Anne

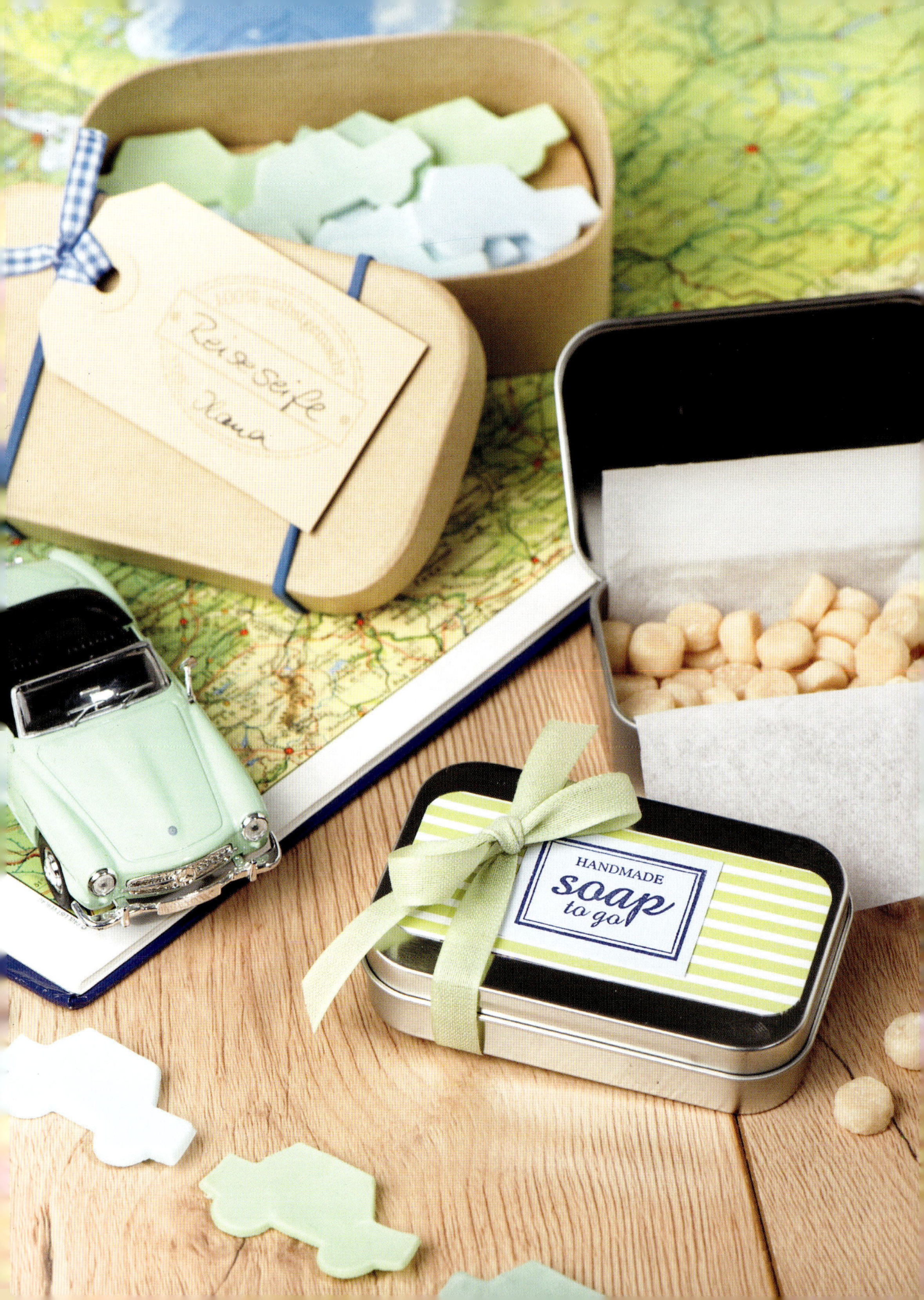
Reiseseife
HANDMADE
soap
to go

Ganz schön praktisch

Miniseife für unterwegs

Reiseseife

200 g opake Seifenmasse
Seifenfarbe in Azurblau und Maigrün
Seifenduft „Lavendel"
Teebaumöl, je mehr je besser
6 g Kosmetik-Emulgator
Gebäckausstecher: Auto
unempfindliche Pappmachédose

GUT ZU WISSEN Ich habe die Seifenmasse geschmolzen, Duft, Emulgator und Teebaumöl zugefügt. Die Farbe habe ich nach und nach zugegeben, zunächst die blaue, später dann die grüne. Nach jeder Farbzugabe habe ich einige Esslöffel der Masse auf Backpapier gegeben, um nachher Autos in feinen Farbnuancen ausstechen zu können.

Soap-to-go für die Handtasche

100 g Knetseife
40 ml stark konzentrierter, frisch gebrühter Kamillentee
10 ml Jojobaöl
einige Tropfen Seifenduft „Orange"
Blechdose mit Scharnier

GUT ZU WISSEN Den nach Packungsbeilage vorbereiteten Knetseifeteig habe ich nach der Zeit, die er zum Quellen benötigt, zu gleichmäßigen Rollen geformt und davon einfach die Drops mit einem scharfen Küchenmesser abgeschnitten und auf einem Kuchenrost trocknen lassen.

MEIN TIPP FÜR SIE

Ein Stück der eigenen Seife auf Reisen oder einem Ausflug dabei zu haben ist wunderbar. Ein vertrauter Duft, eine verlässliche Wirkung und Pflege. Und ganz unabhängig sein vom Angebot auf der fremden Toilette. Die kleinen Reiseseifchen und die Seifendrops sind gerade so groß, dass ihr Rest nach dem Händewaschen ohne Stirnfalten entsorgt werden kann. Kein nasses Seifestück muss wieder weggepackt werden. Das ist nicht nur an Raststätten praktisch, sondern auch in der freien Natur. Beide Rezepte enthalten für die Handhygiene zweckmäßige Zusätze, die natürlich auch austauschbar sind. Für die Glyzerinseife kommt dann allerdings statt des Kamillentees Kamillenöl zum Einsatz, da sie durch den höheren Wasseranteil nicht mehr fest werden würde.

Ganz natürlich

Lebenslust schenken

Badesalz Fußbad

30 g Badesalz
1 Tropfen Seifenfarbe in Maigrün
2 Tropfen Seifenfarbe in Gelb
½ TL getrockneter oder frischer Salbei
kleines Glasfläschchen mit Korken
ein Stück Schnur
Stempel: Fußbad
Tuschestempelkissen in Oliv
Tonkarton in Craft, 4 cm x 4 cm
Motivlocher: Kreis, ø 3,2 cm
Lochzange, ø 1,5 mm

Seifenherz

Form: Herz, 4,5 cm x 7 cm
80 g opake Seifenmasse
4 g Rapsöl
3 g Kosmetik-Emulgator
1 gehäufter EL getrocknete Ringelblumenblüten

VOLL dufte

Form: Quadrat, 3,5 cm x 3,5 cm (gerundete Ecken)
Seifenlabel: voll dufte
30 g opake Seifenmasse
2 g Salbeiöl
2 Tropfen Kosmetik-Emulgator

Badesalz Ringelblumen

40 g Badesalz
1 TL getrocknete Ringelblumenblüten
1 Tropfen Seifenduft zum Wohlfühlen
kleines Glasfläschchen mit Korken
ein Stück Naturbast
Stempel: wonnewahres Wohlgefühl
Tuschestempelkissen in Oliv
Tonkarton in Stone, 2,5 cm x 12 cm
Lochzange, ø 3 mm

MEIN TIPP FÜR SIE

Die Wirkung von Salbei bei Halsschmerzen und rauer Stimme ist vielen bekannt. Doch diese Pflanze besitzt auch Eigenschaften, die in Seifen und Badezusätzen wertvoll sind. *Salvia officinalis* ist eine der ältesten Heilpflanzen der Menschheit mit starker antibakterieller, pilzfeindlicher, adstringierender (zusammenziehender) und vor allem schweißhemmender Wirkung. Damit empfiehlt sie sich geradezu für deodorierende Fußbäder. Und auch wer zu schwitzenden Handflächen neigt, wird ein mit Salbei angereichertes Seifenstück zu schätzen wissen.
Die hübsche Ringelblume hilft bei trockener Haut und schlecht heilenden Wunden. Auch Calendula officinalis ist eine sehr alte Kulturpflanze, deren arzneiliche Wirkung schon während des Hochmittelalters entdeckt wurde. Als Badezusatz fördert sie besonders die Hautdurchblutung und steigert den Hauttonus.

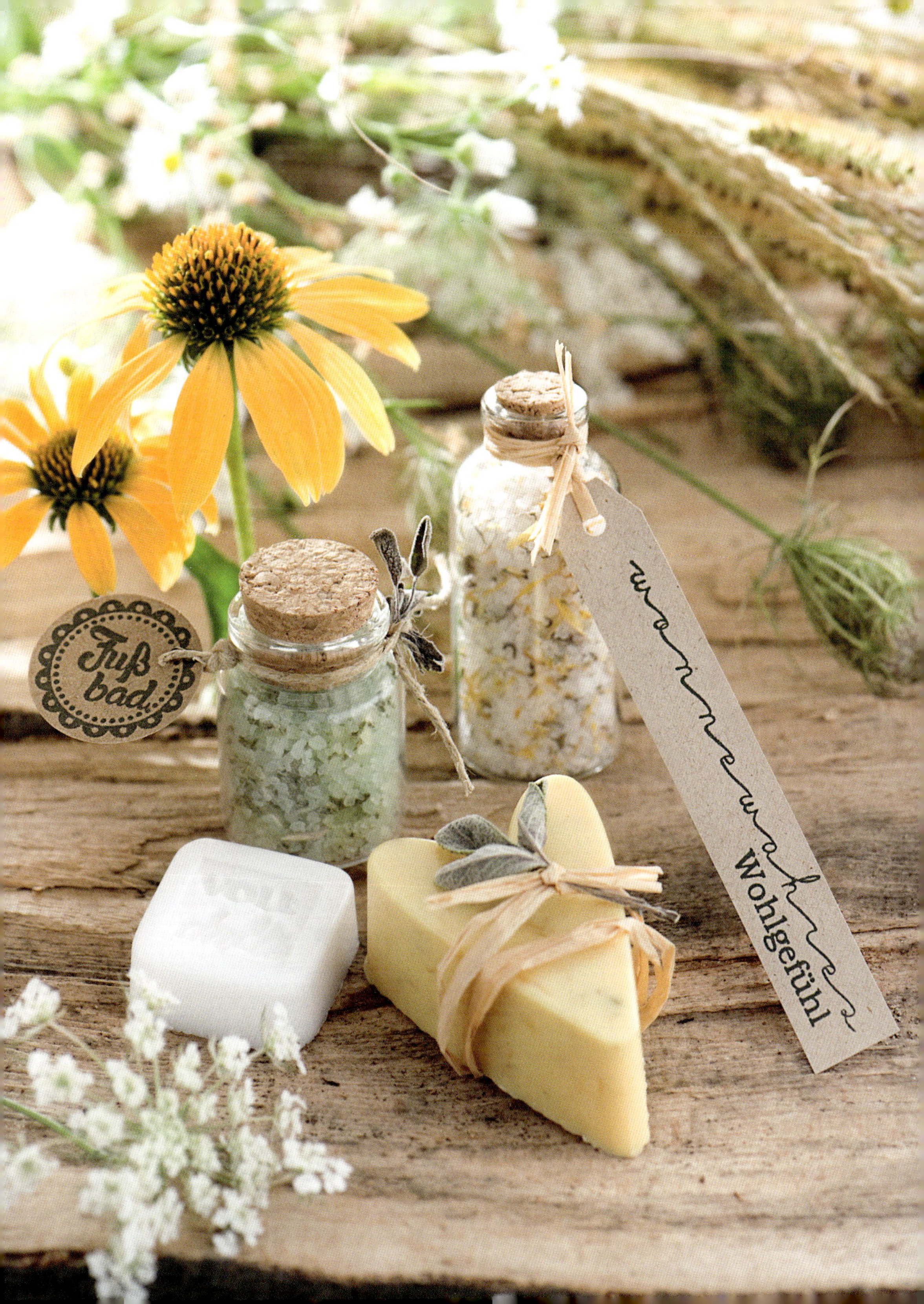
Fuß
bad
Wohlgefühl

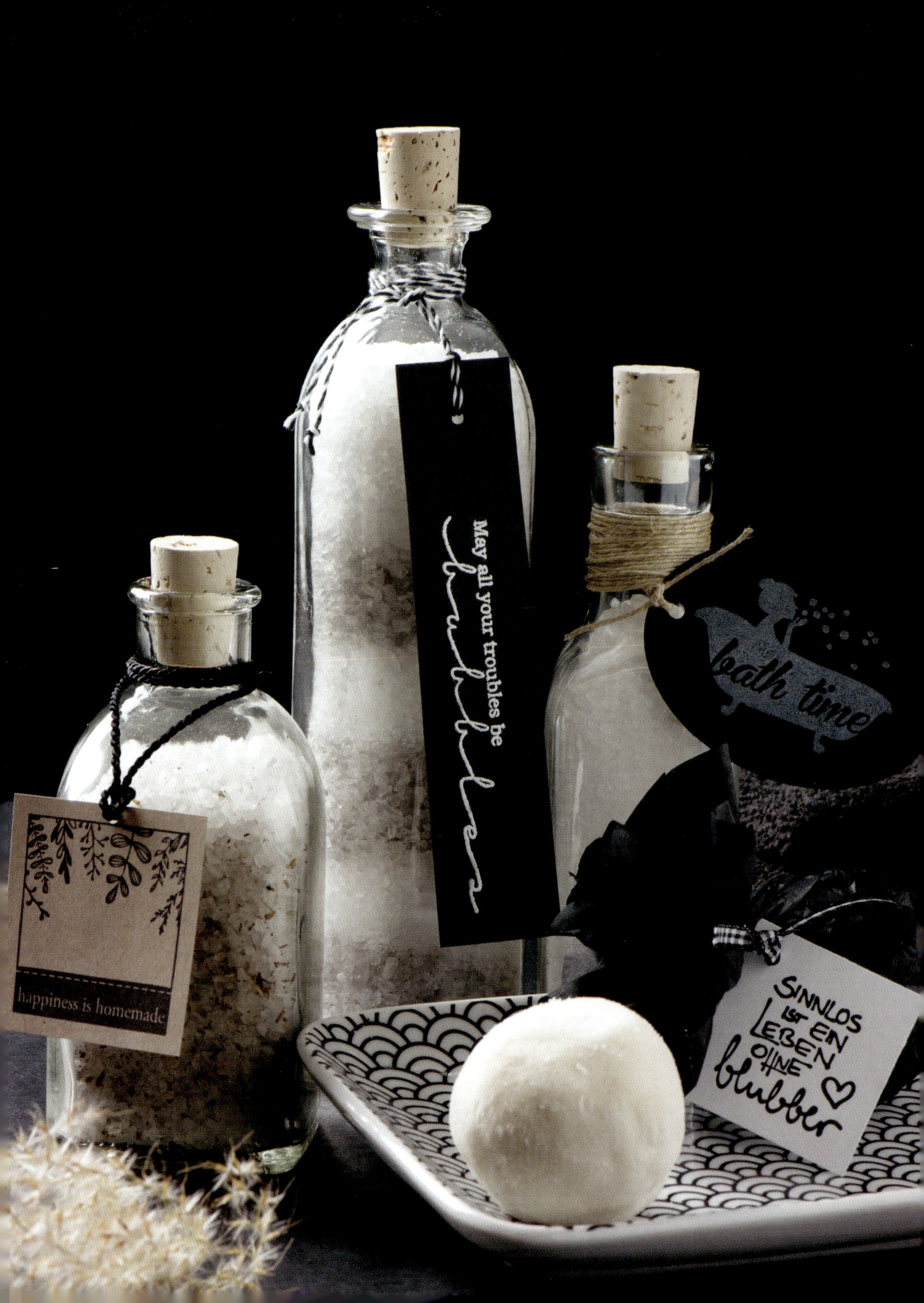
May all your troubles be
bubbles
bath time
happiness is homemade
SINNLOS IST EIN LEBEN OHNE
blubber

May all your troubles be **bubbles!**

Badesalz

Die allgemeinen Hinweise zur Herstellung und Verwendung finden Sie auf Seite 5.

Hier habe ich dem Badesalz (von links nach rechts) gestoßene Kamillenblüten, graue Seifenfarbe und Seifenduftöl Ozean beigefügt.

FÜR DIE VERPACKUNG

(von links nach rechts)
Tonkarton in Craft hell, 6 cm x 6 cm
Stempel: happiness is homemade
Tuschestempelkissen in Schwarz
Lochzange, ø 3 mm
Kordel in Schwarz, ø 2,1 mm

Tonkarton in Schwarz, 3 cm x 14 cm
Stempel: may all your troubles be bubbles
Stempelkissen in Farblos
Embossingpulver in Weiß
Lochzange, ø 3 mm
Baker's Twine in Schwarz

Tonkarton in Schwarz, 8 cm x 10 cm
Stempel: bath time
Stempelkissen in Weiß
Motivlocher: Oval, 8 cm breit
Lochzange, ø 3 mm
Schnur

Badekugeln

Die allgemeinen Hinweise zur Herstellung und Verwendung finden Sie auf Seite 5.

Diese Badekugel habe ich verfeinert mit Seifenduftöl Kokos.

FÜR DIE VERPACKUNG

Seidenpapier in Schwarz
samtmatter Tonkarton in Blütenweiß, 5,5 cm x 5,5 cm
Stempel: Sinnlos ist ein Leben ohne Blubber
Tuschestempelkissen in Schwarz
Lochzange, ø 3 mm
Band Vichy-Karo in Schwarz, 5 mm breit, 30 cm lang

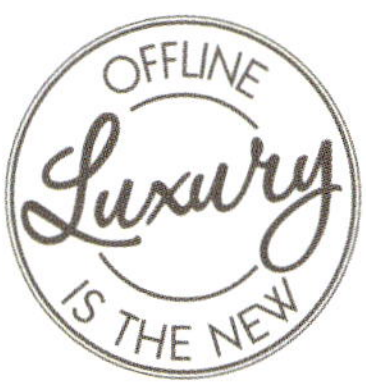

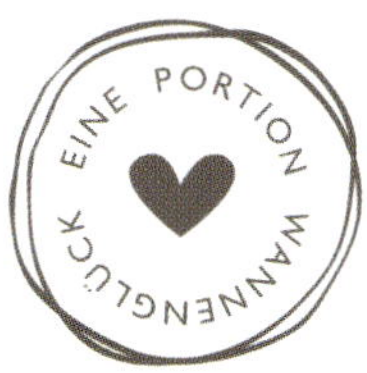

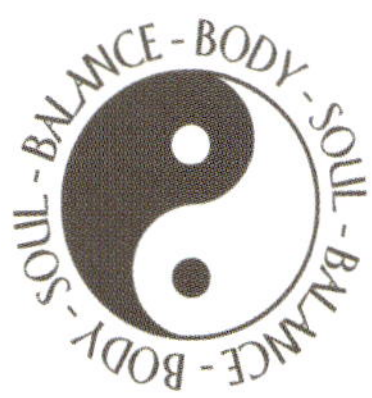

Minze trifft Seife

und weckt die Lebensgeister

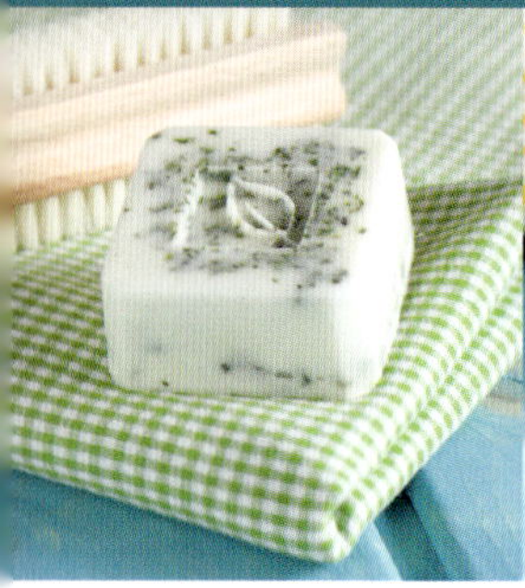
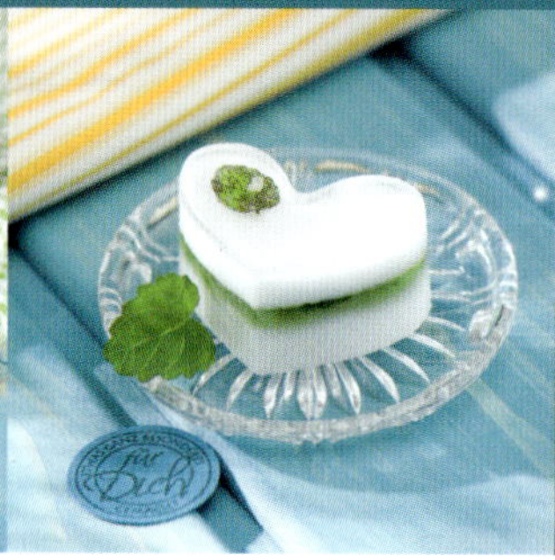
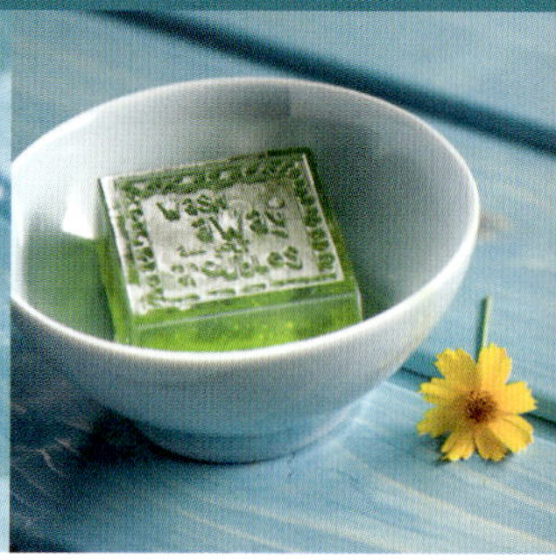
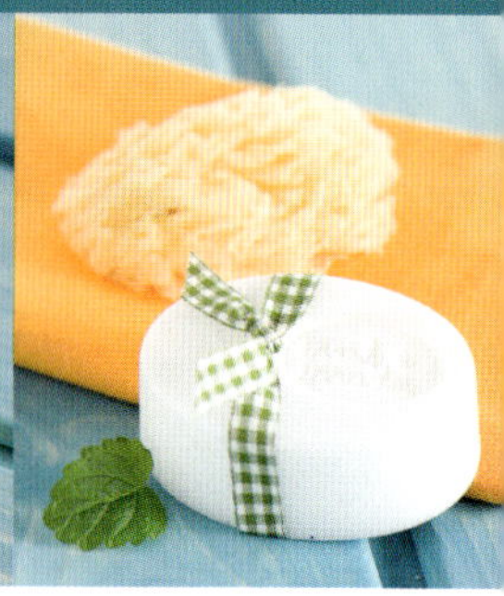

Leaf

Form: Quadrat, 5,5 cm x 5,5 cm

Seifenlabel: Leaf

90 g opake Seifenmasse

1 TL frische, gehackte Minze

2 Tropfen Pfefferminzöl

4 g Mandelöl

3 g Kosmetik-Emulgator

Herz

Eine Resteseife, die eher zufällig entstanden ist. Die ersten beiden Schichten bestehen jeweils aus einem Esslöffel transparenter Masse, zwischen die ich das Pfefferminzblättchen gelegt habe. Dann kam der Rest der weißen Seife, dann der Rest der transparenten grünen Seife und zum Schluss der Rest der quadratischen Minzseife.

GUT ZU WISSEN Die frische Pfefferminze wird nach einiger Zeit braun (ohne zu verderben). Diese Seife eignet sich deshalb besonders, um sie sofort zu verschenken und zu verbrauchen. Ein dekoratives Stück, das begeistert, ist sie allemal.

Anti-Trouble-Seife

Form: Quadrat, 6 cm x 6 cm

Seifenlabel: Wash away all your troubles

110 g transparente Seifenmasse

3 Tropfen Seifenfarbe in Maigrün

5 g Aloe-Vera-Gel

kleine Pfefferminzblätter für die letzte Schicht
Bitte beachten Sie den Hinweis zu den frischen Minzblättchen bei dem herzförmigen Seifenstück.

wash + wonder

Form: Oval, 3,8 cm x 5 cm

Seifenlabel: wash + wonder

80 g opake Seifenmasse

2 Tropfen Heilpflanzenöl

3 g Hautpflege-Wirkstoff entsprechend des Hauttyps

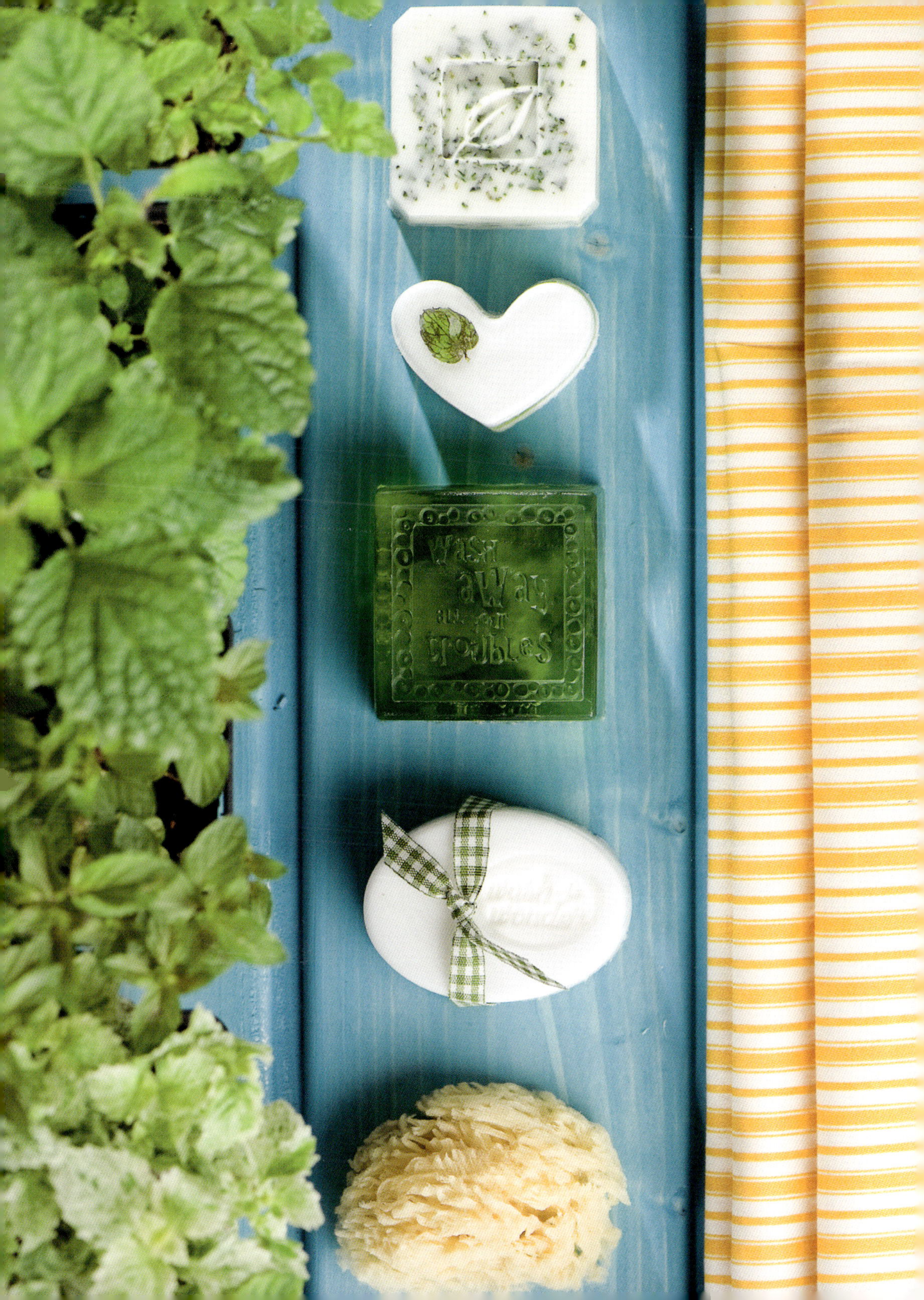
WaSH
aWay
troubles

Lässt Kinderherzen

höher schlagen

Seifenmurmeln

Die gesamte Menge meiner Knetseife habe ich zunächst nach der Packungsbeilage angerührt. Für den richtigen Duft sorgt das Seifenduftöl „Süße Beere". Die Grundmasse in mehrere Portionen teilen und jede in einer anderen Farbe tönen. Ich habe dazu der Einfachheit halber nacheinander die Portionen in die Hand genommen, die jeweilige Seifenfarbe dazu getropft und sie in der Hand durchgeknetet. Die Knetmasse zu Murmeln rollen und trocknen lassen.

Belohnungsseifchen

Hierfür habe ich nur opake Seifenmasse verwendet und immer nur kleine Portionen in einer Farbe angemischt. Diese kleine Menge kann man dann vorsichtig auf ein Backpapier gießen und den Fladen abkühlen lassen. Aus der erstarrten Masse lassen sich die einzelnen Seifchen wunderbar mit den üblichen Gebäckausstechern fertigen. Damit die Seifen nicht aneinander kleben, habe ich zwischen die Lagen in der Dose jeweils ein Stück Seidenpapier gelegt.

MEIN TIPP FÜR SIE

Mit dem Aussuchen einer Seifenmurmel oder eines Belohnungsseifchens in der Lieblingsfarbe als Anreiz wird das manchmal so ungeliebte Händewaschen zum kleinen Event.

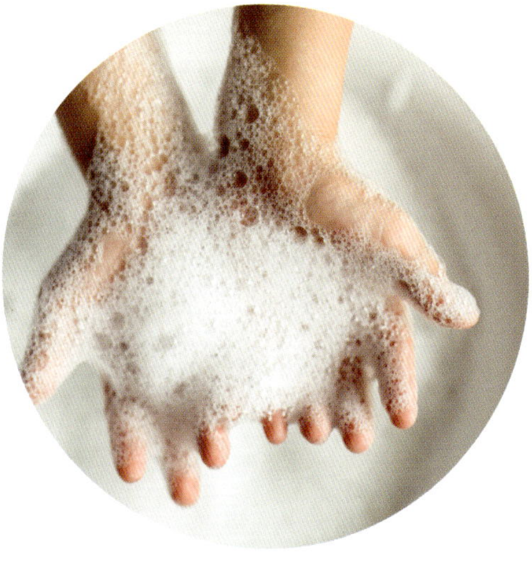

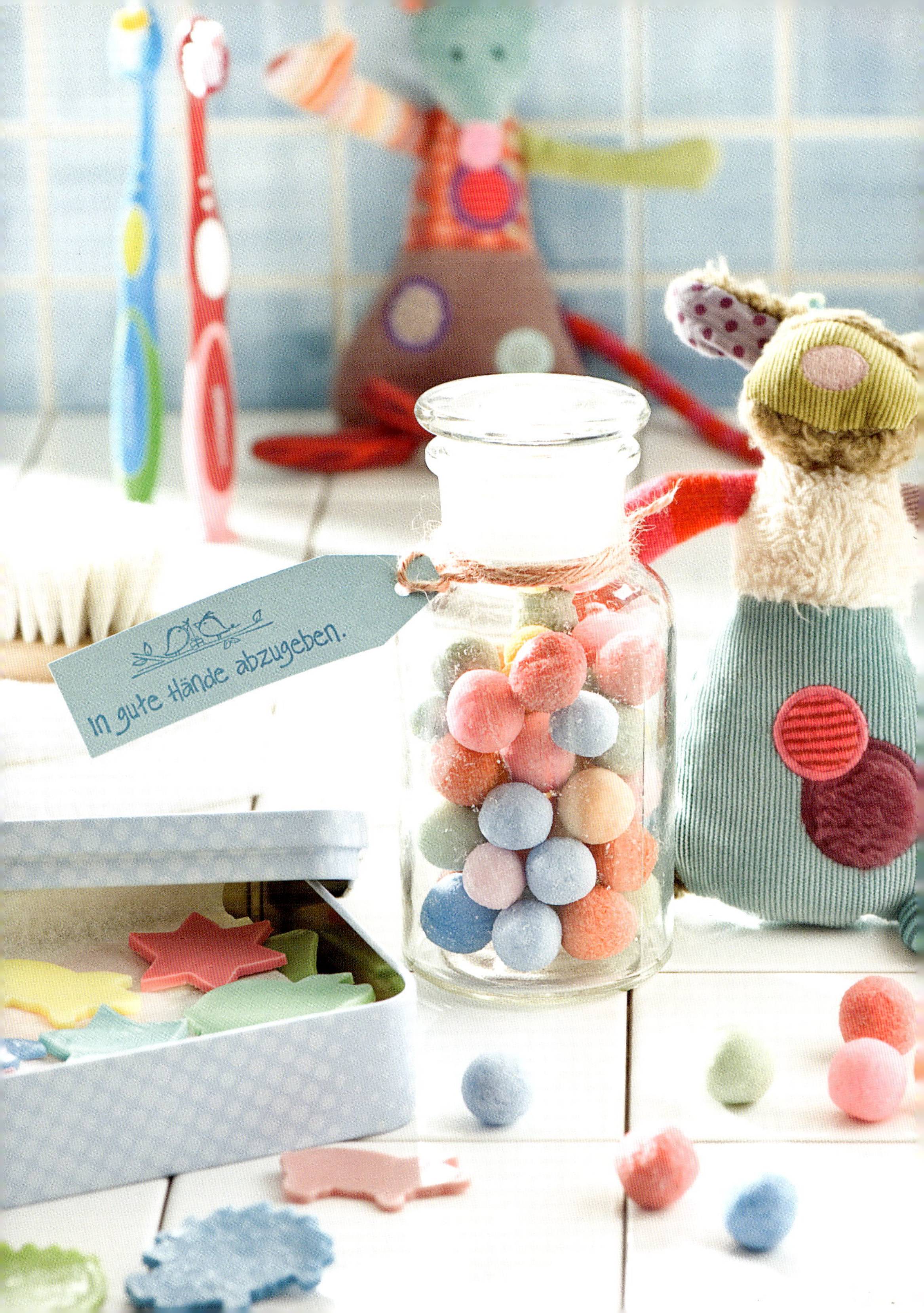
In gute Hände abzugeben.

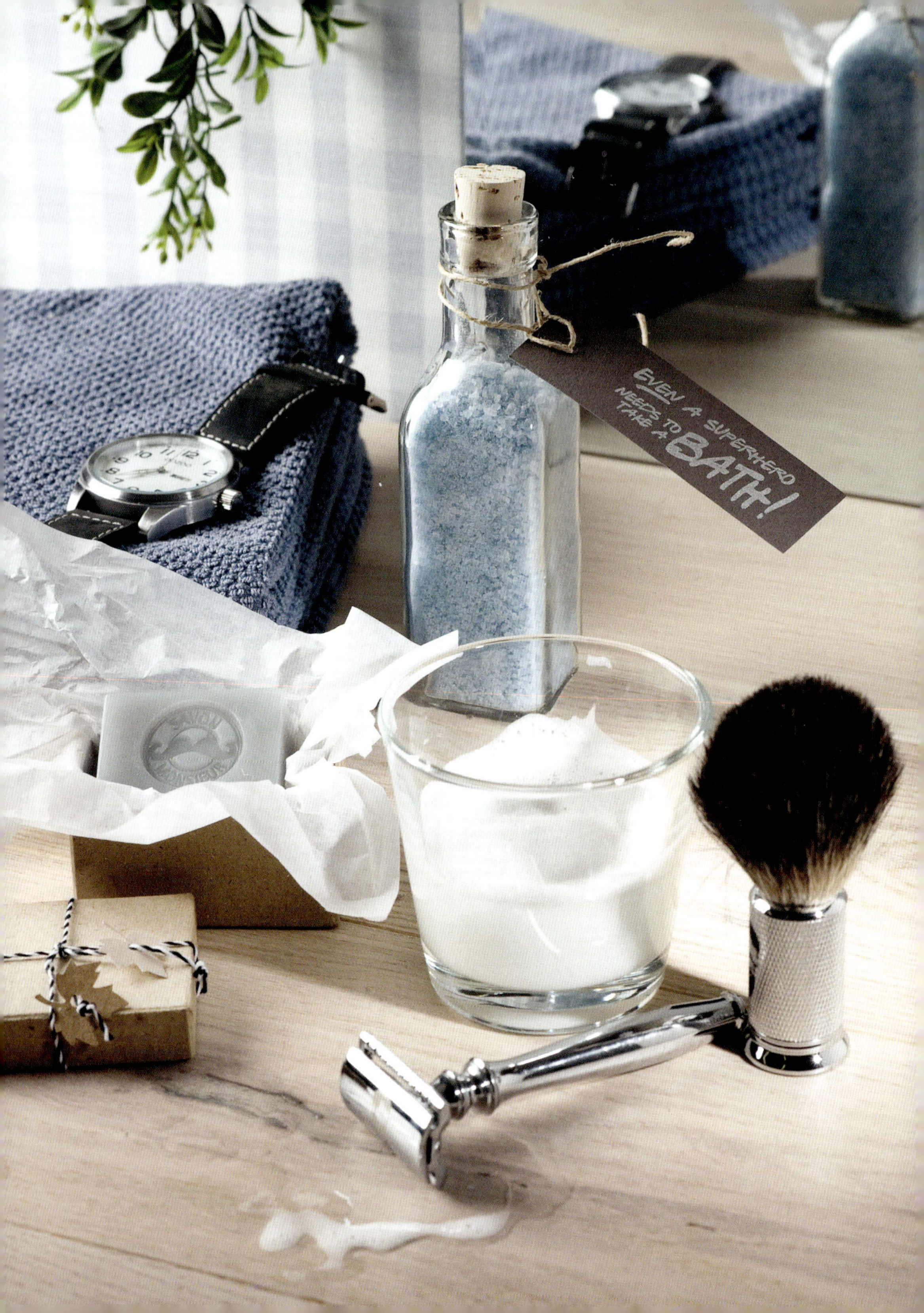
EVEN A SUPERHERO
NEEDS TO
TAKE A BATH!

Das Comeback

der Nassrasur

Rasierseife im Glas

weites, konisches Glas, ø 8 cm

100 g opake Seifenmasse

5 g Mandelöl

3 g Kosmetik-Emulgator

3 g Seifenschaumkonzentrat

Savon Monsieur

Form: Rechteckt, 4 cm x 5,5 cm

Seifenlabel: Savon Monsieur

65 g transparente Seifenmasse

2 Tropfen Seifenfarbe in Steingrau

2 Tropfen Seifenduft „Ozean"

5 g Aloe-Vera-Gel

Superhero-Badesalz

Badesalz (passende Menge zu Ihrer Glasflasche)

Seifenfarbe in Azurblau

Seifenduft „Ozean"

GUT ZU WISSEN Ich fülle mein Gefäß zunächst mit dem Badesalz und schütte es dann in eine weite Schüssel oder einen Suppenteller. Jetzt werden Farbe und und Duft zugefügt und vermengt, bis die richtige Mischung erreicht ist. Danach sollte das Badesalz am besten über Nacht trocknen, um wieder rieselfähig zu sein, und kann dann zurück in die Flasche zum Verschenken.

MEIN TIPP FÜR SIE

Sie ist wieder da: Die Liebe zur Nassrasur. Viele Männer zelebrieren wieder mit Muße diese kultige Tradition und schätzen ihre Gründlichkeit. Zum besonderen Charme gehört auch das richtige Werkzeug – und echter, althergebrachter Seifenschaum. Nichts kommt heran an die Cremigkeit und die sahnige Konsistenz der aufgeschlagenen Seife, die Haut und Haar optimal vorbereitet für die nachfolgende Rasur. Wer dazu noch einen Dachshaarpinsel verwendet, ist perfekt ausgestattet und startet mit einem Lächeln in den Tag.

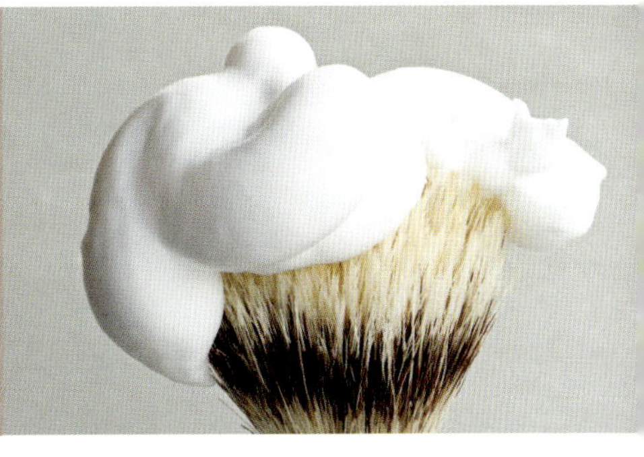

Girls, girls, girls

just wanna have fun

Badekugeln

400 g Badekugelmasse

Seifenfarbe in Purpur und Pink

Anfangsfarbe: 1 Tropfen Pink und 2 Tropfen Purpur (nach und nach mehr Farbe zur Masse geben, sodass Badekugeln in unterschiedlichen Farbschattierungen entstehen)

Seifenduftöl „Süße Beere“

Glitter, Streuflitter Herzen und Streuflitter Sterne in Pink

Zum Verpacken

Zellophanfolie

Tonkarton Glimmer in Magenta, 6,5 cm x 6,5 cm

Prägekarton Leinen in Helllila, 5,5 cm x 5,5 cm

Satinband in Purpurrot, 3 mm breit, 50 cm lang

Stempel: Glücksmomente

Stempelkissen in Raspberry

Lochzange, ø 3 mm

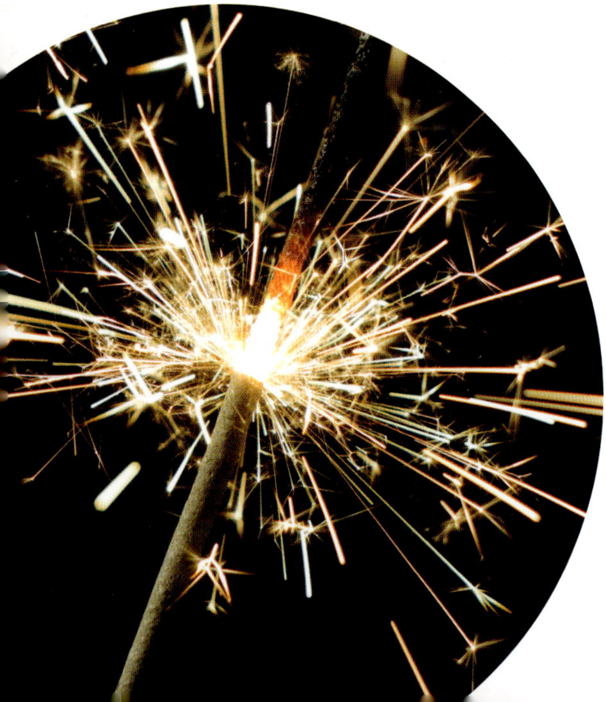

MEIN TIPP FÜR SIE

Das Paar Highheels habe ich zum absoluten Schnäppchenpreis in einem Ausverkauf erstanden. Für Geschenkverpackungen auch einmal ungewöhnliche Accessoires zu verwenden, macht das Schenken gleich noch viel reizvoller.

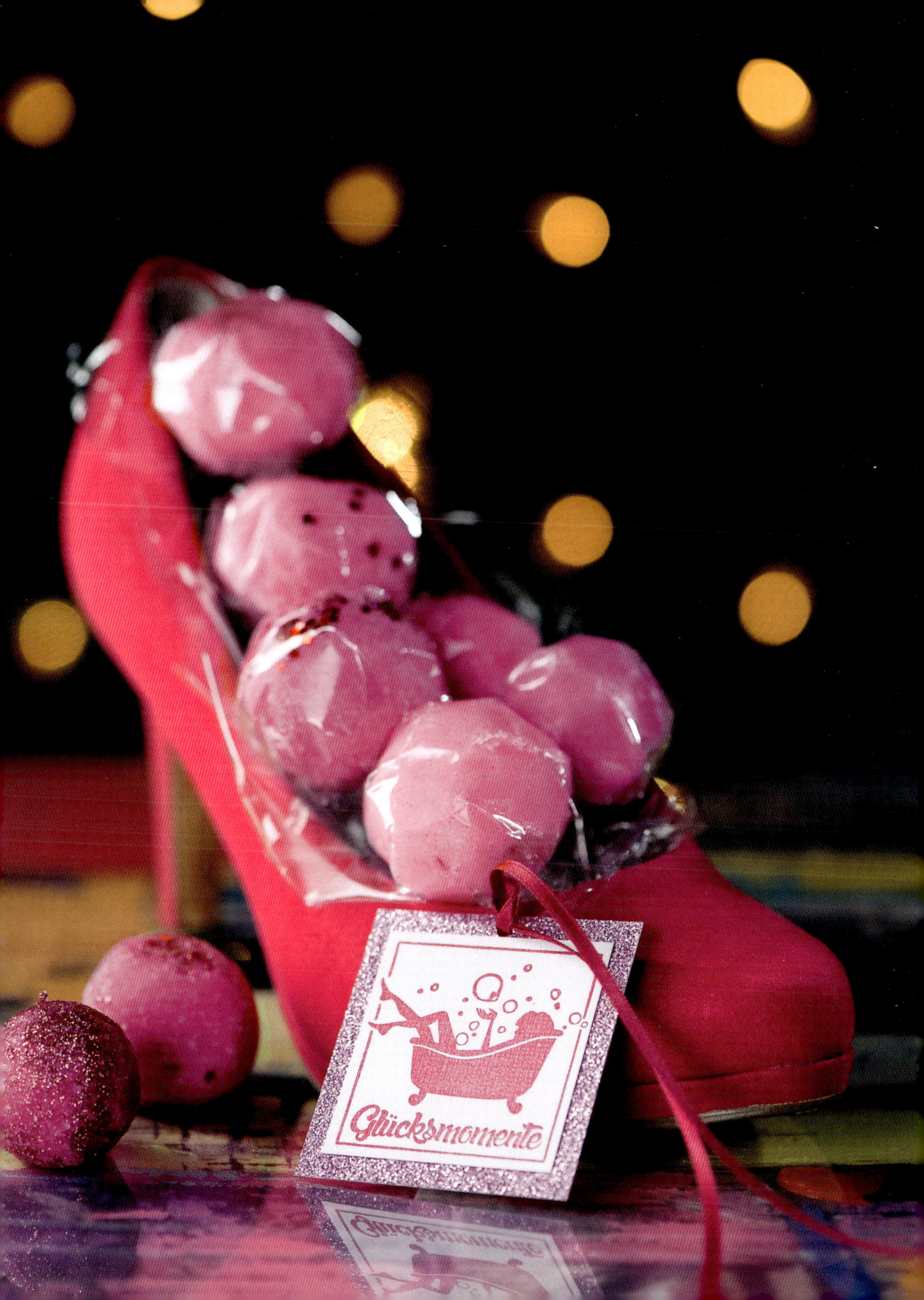
Glücksmomente

MEIN TIPP FÜR SIE

Das aus den gerösteten Kernen des Steirischen Ölkürbis gewonnene, wunderbare Kernöl besitzt eine charakteristische grün bis grün-braune Farbe. Deshalb können wir bei dieser Seife auf die zusätzliche Zugabe von Farbstoff verzichten. Das intensiv nussig riechende Öl hat einen besonders hohen Vitamin-E-Gehalt. Außerdem enthält es viel Selen, Linolsäure und Phytosterine. Damit empfiehlt es sich mit seiner zellregenerierenden und erneuernden Wirkung einerseits zur Pflege reifer Haut, andererseits aber gerade für den Einsatz bei irritierter, ausgetrockneter Haut nach der Arbeit im Garten.

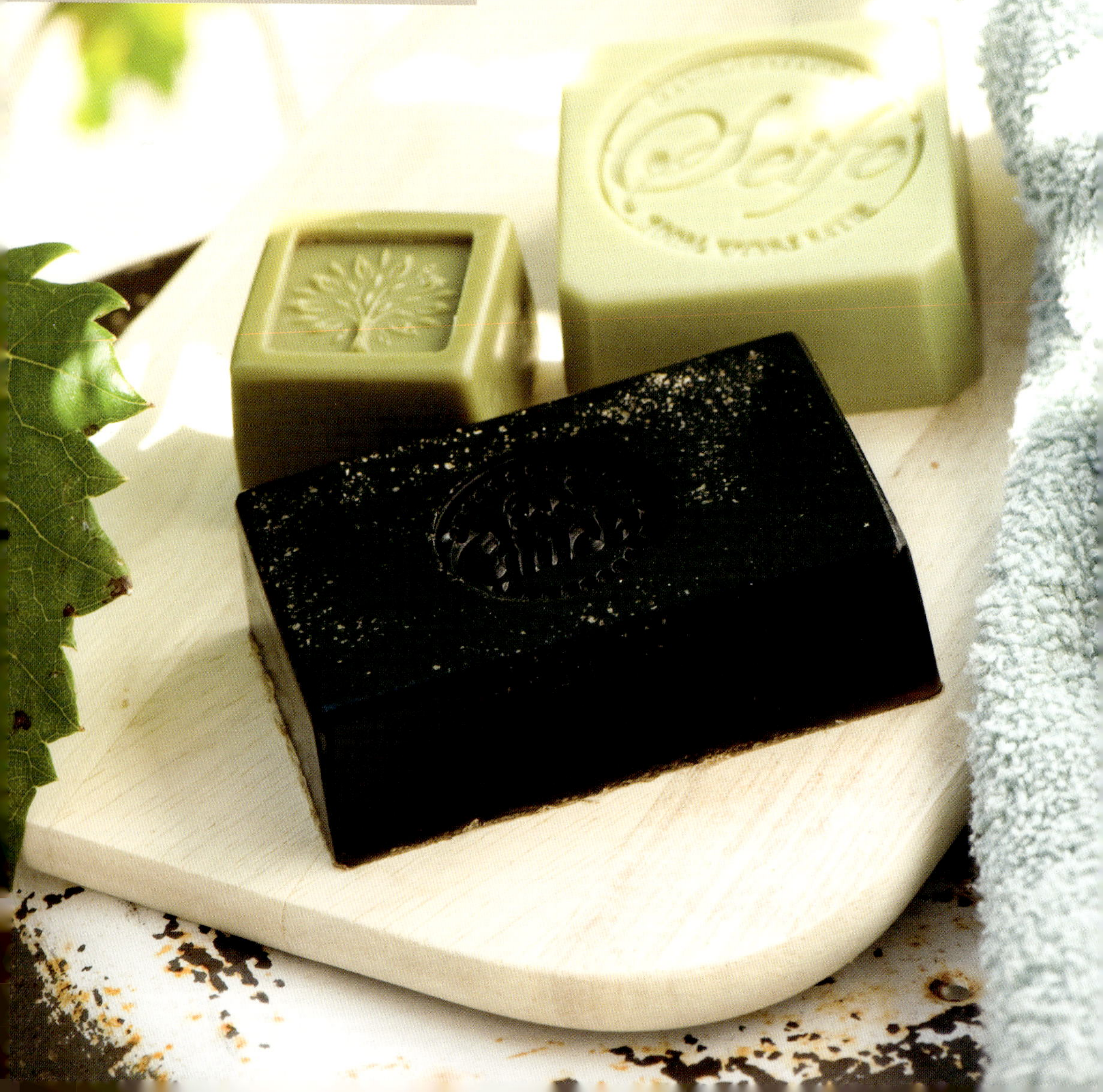

Lieblingsstücke für Gartenliebhaber

duftend und frisch

feel Glück

Form: Rechteck, 5 cm x 8 cm

Seifenlabel: feel Glück

110 g transparente Seifenmasse

5 Tropfen Seifenfarbe in Nougat

3-4 Tropfen Seifenduft Limette

10 g Mandelöl

3 g Kosmetik-Emulgator

10 g Kaffeesatz

GUT ZU WISSEN Damit das Label gut zu lesen ist, wird zunächst die Grundmasse gemischt ohne den Kaffeesatz. Eine Schicht auf den Boden bzw. das Label löffeln, mit dem Pinsel vorsichtig die Luftbläschen im Relief des Labels entfernen. Dann den Kaffeesatz in die Seifenmasse rühren und die Form damit füllen.

MEIN TIPP FÜR SIE

Kaffeesatz enthält viele wertvolle Inhaltsstoffe und ist auch in unseren Seifen ein hilfreicher Zusatz. Durch die Körnchen entsteht ein Peelingeffekt, der nützlich ist bei der Säuberung stark verschmutzter Hände nach getaner Gartenarbeit. Außerdem wirkt der Kaffee als Geruchsneutralisator und gegen Pilzsporen.

Verpackung Gartenseife

Pappmachédose, 8 cm x 8 cm x 3,5 cm

Juteband gebleicht, 4 cm breit, 30 cm lang

passendes Naturpapier, 2 cm breit, 30 cm lang

Schnur in passender Farbe

Tonkarton in zwei passenden Farben, jeweils ca. 4 cm x 5 cm

Lochzange, ø 1,5 mm

Stempel: Kernseife war gestern

Stempelkissen in Green Tea

Seife – 100% von mir

Form: Quadrat, 5,5 cm x 5,5 cm

Seifenlabel: Handgemachte Seife – 100% von mir

90 g opake Seifenmasse

2 Tropfen Seifenfarbe in Maigrün

10 g Aloe-Vera-Gel

MEIN TIPP FÜR SIE

Die von der Gartenarbeit geplagten Hände wissen diese Aloe-Vera-Seife zu schätzen: Der Saft der bekannten Wunderpflanze hilft bei der Regeneration der von der Feuchtigkeit spröden oder oberflächlich verletzten Haut und lässt kleinere Irritationen schnell verschwinden.

Lebensbaum

Form: Quadrat, 3,5 cm x 3,5 cm

Seifenlabel: Lebensbaum

60 g opake Seifenmasse

3 g Kürbiskernöl

2 g Kosmetik-Emulgator

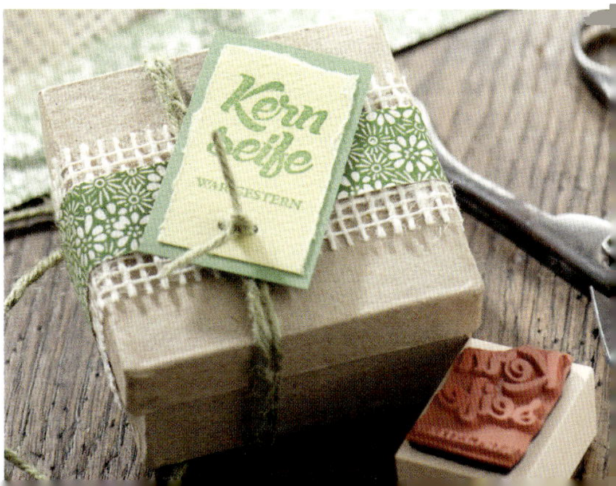

Das Schönste am Sport

ist das Gefühl danach

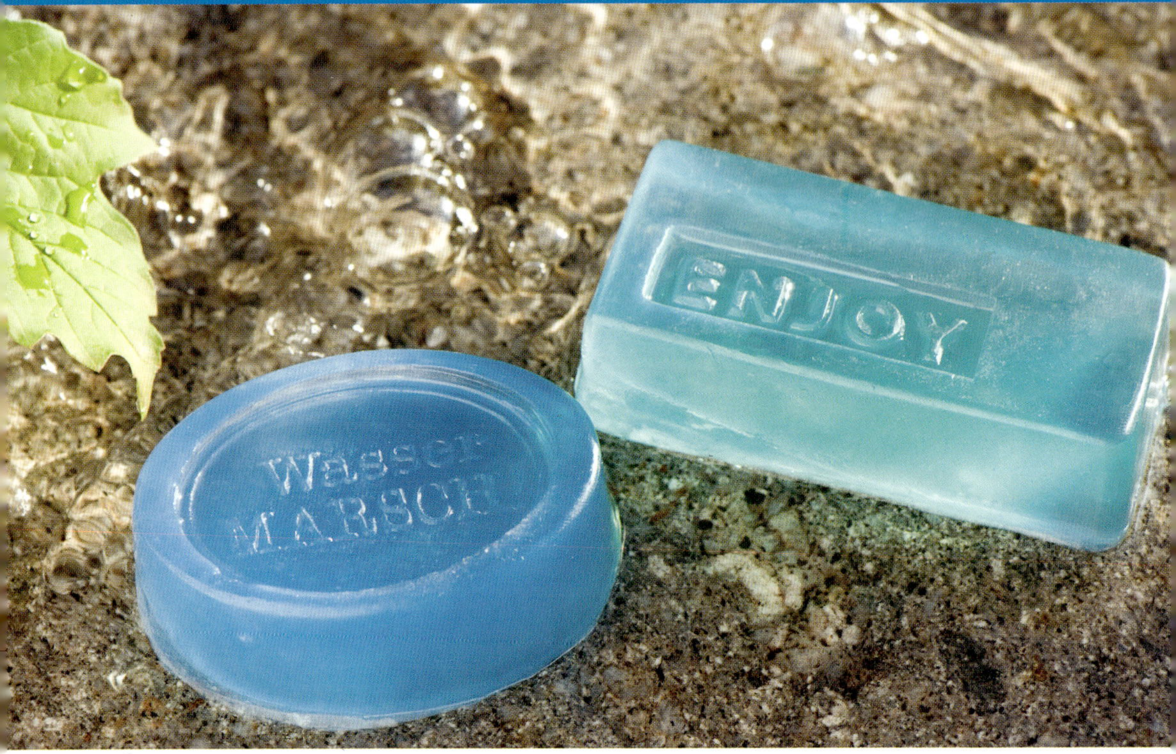

Wasser Marsch!

Form: Oval, 5 cm x 7 cm

Seifenlabel: Wasser MARSCH!

90 g transparente Seifenmasse

3 Tropfen Seifenfarbe in Azurblau

3 Tropfen Minzöl (Spearmint)

3 g Seifenschaumkonzentrat

ENJOY

Form: Rechteck, 4 cm x 8,5 cm

Seifenlabel: ENJOY

90 g transparente Seifenmasse

3 Tropfen Seifenfarbe in Mintgrün

3 Tropfen Latschenkieferöl

3 g Seifenschaumkonzentrat

Badesalz

40 g Badesalz

frisch geschnittene Pfefferminze

Reagenzglas

passender Korken

Tonkarton Struktura Leinen in Petrol, 4 cm x 4 cm

Tonkarton Mi Teintes in Azur, 3,5 cm x 3,5 cm

Papierdraht in Lichttürkis, ø 3 mm, 30 cm lang

Motivlocher: Kreis, ø 3,2 cm und 3,8 cm

doppelseitiges Schaumklebeband, 1 mm stark

Stempel: homemade bathsalt

Stempelkissen in Lagoon Blue

Geschenktüte

Papiertüte in Schwarz

Tonkarton in Smaragd, 6 cm x 6 cm

Tonkarton in Schwarz, 5 cm x 5 cm

Band Stripes in Schwarz-Weiß, 9 mm breit, 20 cm lang

doppelseitiges Klebeband, 6 mm breit

doppelseitiges Schaumklebeband, 1 mm stark

Stempel: relax renew refresh

Stempelkissen in Weiß

Verpackung Seifenstapel

Seidenpapier in Azurblau

Tonkarton in Smaragd, 2,5 cm x 29,7 cm

Briefpapier in Weiß, 2,5 cm x 21 cm

Baker's Twine in Schwarzweiß, ø 1 mm, 1,5 m lang

Rocailles in Schwarz, ø 4,5 mm

Stempel: soap star

Stempelkissen in Schwarz

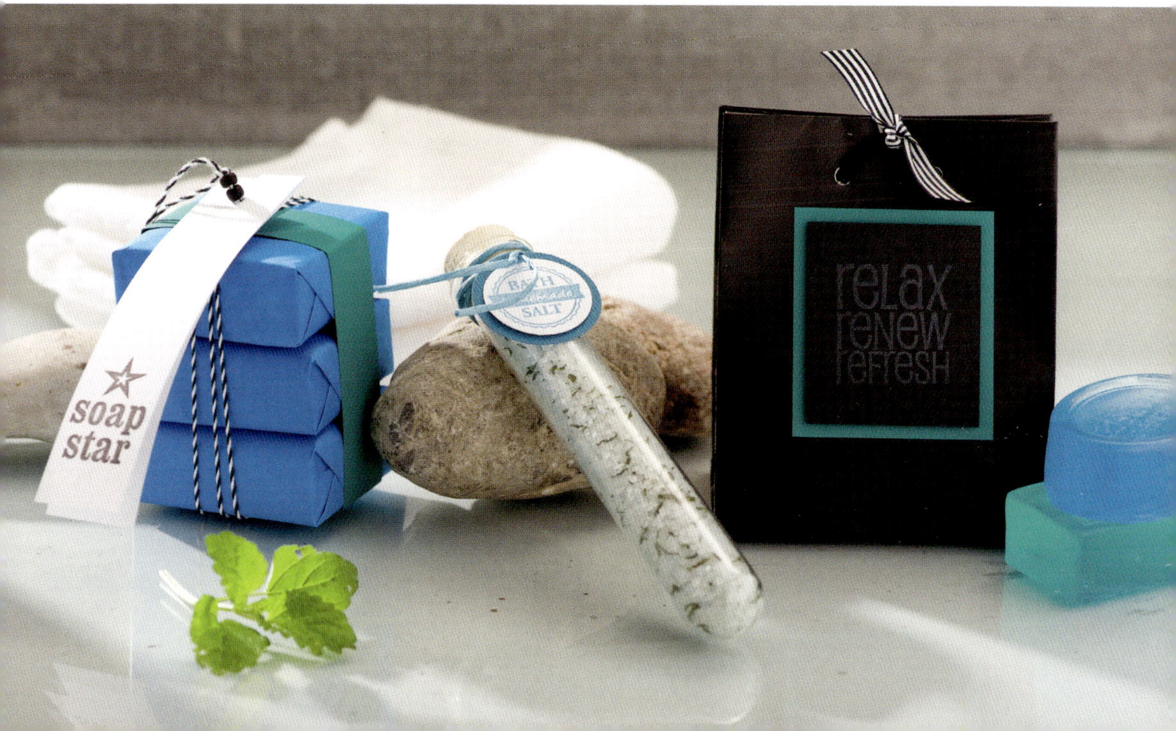

Kiss the cook!

Seifenstücke für die Küche

Nicht zum Spaß!

Form: Rechteck, 5 cm x 8 cm

Seifenlabel: Ich lieg' hier nicht zum Spaß!

110 g opake Seifenmasse

5 g Kokosöl

4 g Kosmetik-Emulgator

10 g Kokosflocken

GUT ZU WISSEN Damit das Label gut zu lesen ist, wird zunächst die Grundmasse gemischt ohne Kokosflocken. Eine Schicht auf den Boden bzw. das Label löffeln, mit dem Pinsel vorsichtig die Luftbläschen im Relief des Labels entfernen. Dann die Kokosflocken in die Seifenmasse rühren und die Form damit füllen.

Seife mit Herz

Form: Rund, ø 5,5 cm

Seifenlabel: gestreiftes Herz

80 g opake Seifenmasse

5 g Olivenöl

3 g Kosmetik-Emulgator

MEIN TIPP FÜR SIE

In der Küche werden immer wieder die Hände gewaschen und nicht immer mag oder kann man sie danach eincremen. Diese Seife wirkt sehr pflegend und sorgt dafür, dass die Hände des Kochs oder der Köchin dennoch geschmeidig bleiben. Die Kokosflocken haben außerdem einen peelenden Effekt, so dass sich Verfärbungen und Verkrustungen leichter abwaschen lassen. Und Olivenöl hat hervorragende rückfettende Eigenschaften, da seine Fettstruktur der des natürlichen Hautfetts sehr ähnelt.

soapalott

Form: Rechteck, 4 cm x 5,5 cm

Seifenlabel: soapalott

60 g opake Seifenmasse

3 g Kürbiskernöl

2 g Kosmetik-Emulgator

2 Tropfen Seifenduftöl Limette

MEIN TIPP FÜR SIE

Das aus den gerösteten Kernen des Steirischen Ölkürbis gewonnene wunderbare Kernöl besitzt eine charakteristische grün bis grün-braune Farbe. Deshalb können wir bei dieser Seife auf die zusätzliche Zugabe von Farbstoff verzichten. Das intensiv nussig riechende Öl hat einen besonders hohen Vitamin-E-Gehalt. Außerdem enthält es viel Selen, Linolsäure und Phytosterine. Damit empfiehlt es sich mit seiner zellregenerierenden und erneuernden Wirkung einerseits zur Pflege reifer Haut, andererseits aber gerade für den Einsatz bei irritierter, ausgetrockneter Haut während und nach der Arbeit in der Küche.

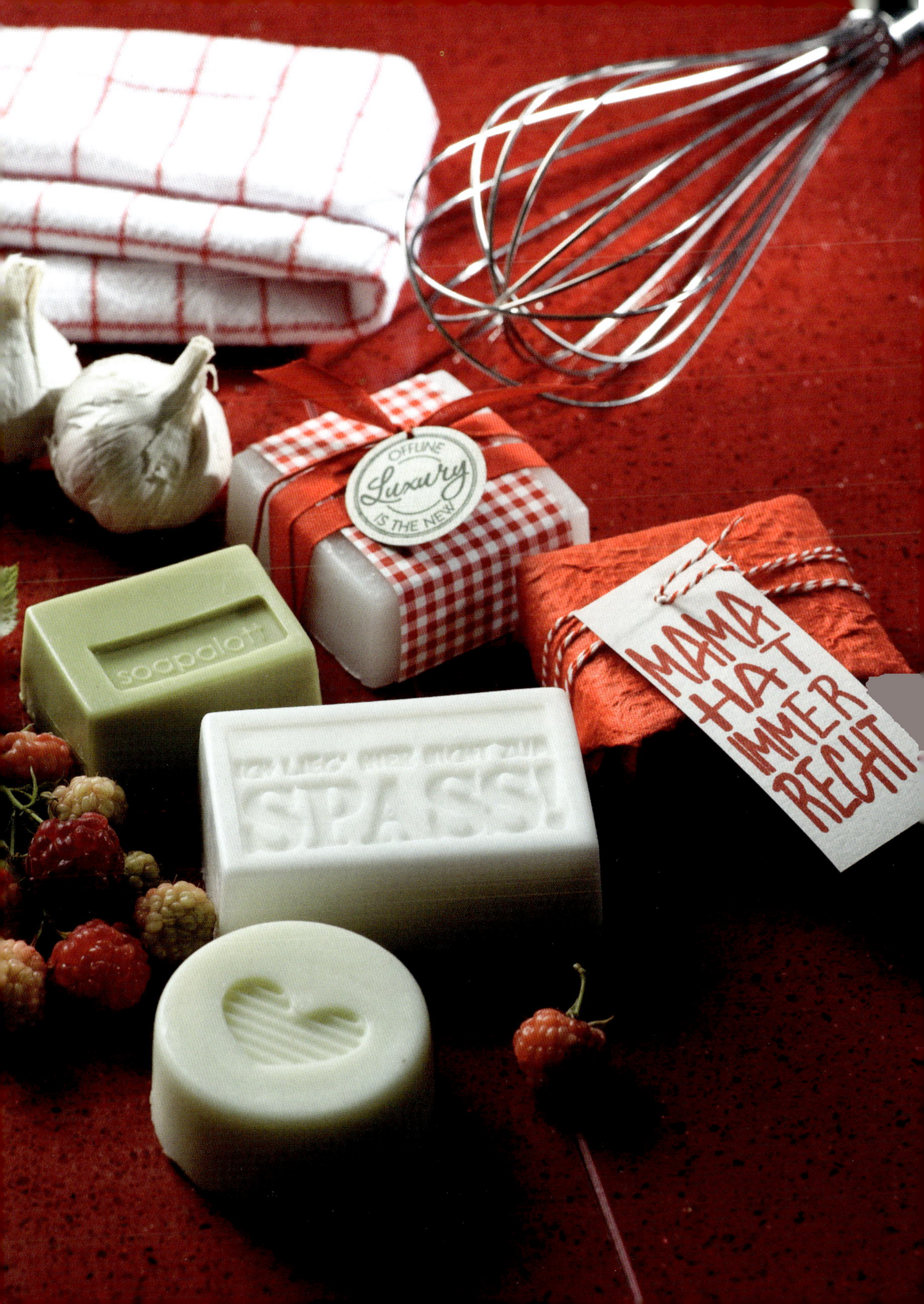
OFFLINE
Luxury
IS THE NEW
SPASS!
MAMA
HAT
IMMER
RECHT

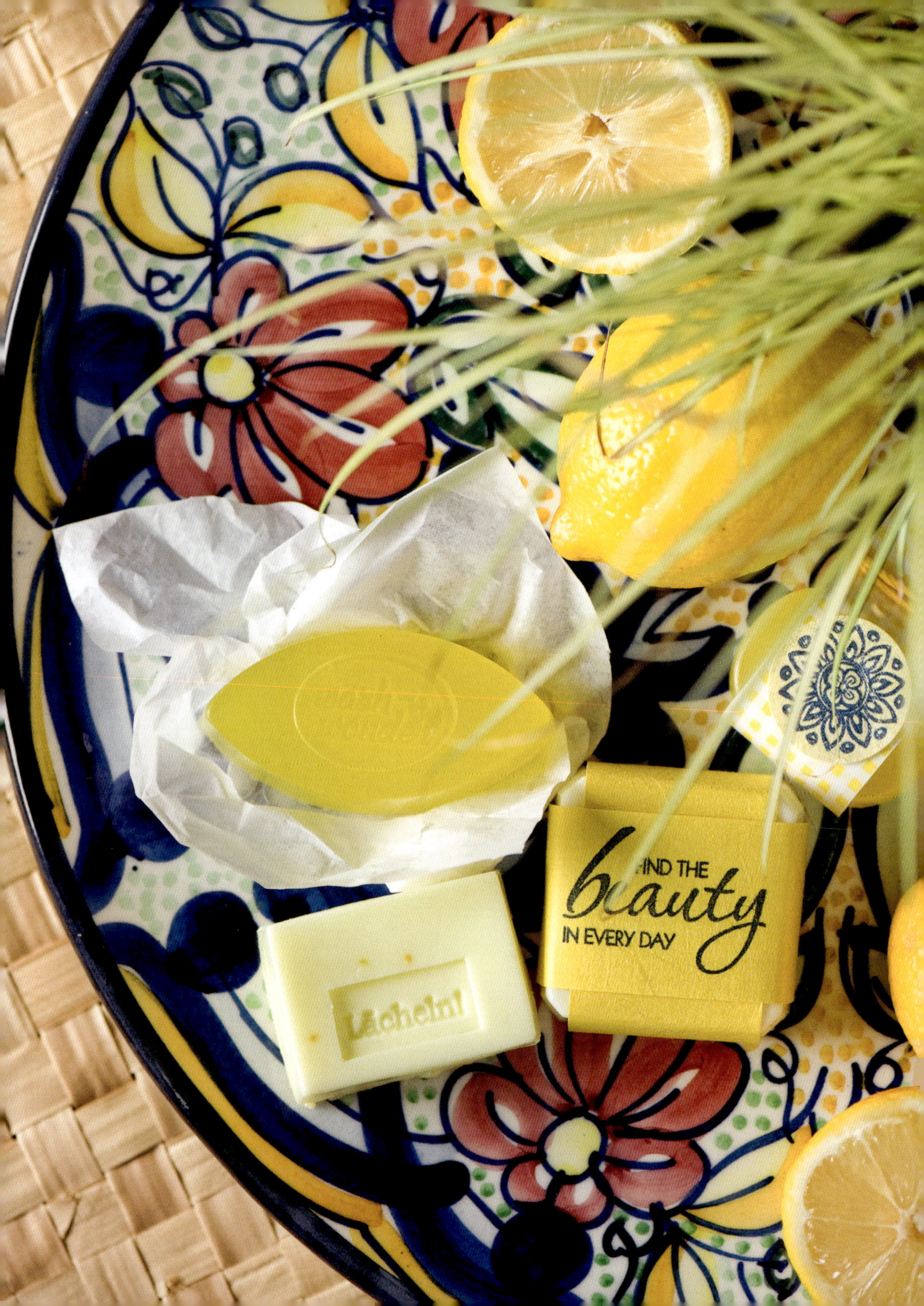
FIND THE
beauty
IN EVERY DAY
Lächeln!

Eine Urlaubserinnerung

an Portugal

Zitronenseife

Form: Oval, 3,8 cm x 8 cm

Seifenlabel: wash + wonder

70 g transparente Seifenmasse

5 Tropfen Seifenfarbe in Gelb

3 Tropfen Seifenduft „Grüner Tee"

3 g Arganöl

3 g Kosmetik-Emulgator

Lächeln!

Form: Rechteck, 4 cm x 5,5 cm

Seifenlabel: Lächeln!

60 g opake Seifenmasse

2 Tropfen Seifenfarbe in Gelb

1 TL frisch gepresster Zitronensaft

1 TL Abrieb der ungespritzten Zitronenschale

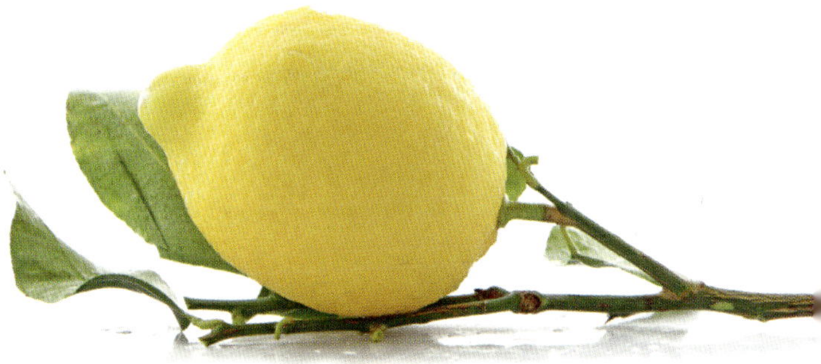

MEIN TIPP FÜR SIE

Die leuchtend gelbe Zitrone sieht nicht nur aus wie die Sonne, sie hat auch ganz ähnliche Eigenschaften. Ihr fruchtig-herber, erfrischender Duft gilt als Stimmungsaufheller und wirkt belebend. Verwenden lassen sich sowohl der Saft wie auch die Schale in Stückchen oder als Abrieb. Die Schale sollte man nur verwenden, wenn es sich um ungespritzte Früchte handelt. Für Seifen, die länger gelagert werden sollen, lasse ich die Schale vor der Weiterverarbeitung trocknen.

O sole mio!

Der kleine Urlaub für Zwischendurch

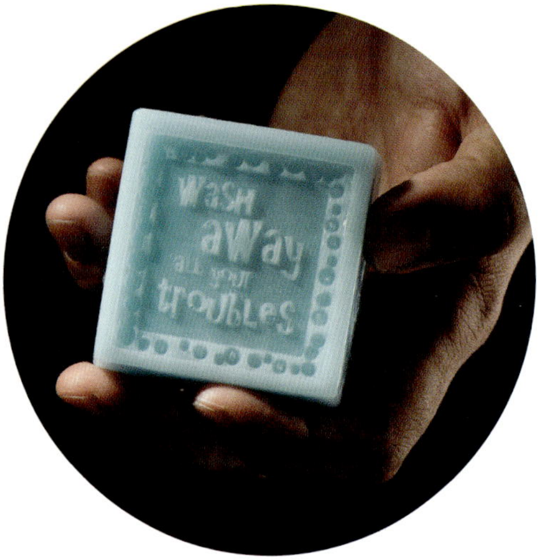

Form: Quadrat, 6 cm x 6 cm

Seifenlabel: Wash away all your troubles

je Seife 110 g transparente Seifenmasse

Seifenfarbe in Azurblau, Mint und Steingrau

5 g Aloe-Vera-Gel

15 g grobes Meersalz

GUT ZU WISSEN Das Salz soll im Seifenstück gleichmäßig verteilt sein. Dafür ist es notwendig, schichtweise zu arbeiten, damit die groben Salzkörner nicht alle auf den Boden absinken. Die Seifenmasse wie gewohnt schmelzen, von der Herdplatte nehmen und die gewünschte Farbe zugeben. Manchmal genügt für die ganz zarten Meeresfarbtöne schon ein halber Tropfen. Dann die erste Schicht der Masse in die Form löffeln und mit dem Pinsel die Luftbläschen im Relief des Seifenlabels entfernen. Wenn die erste Schicht eine leichte Haut gebildet hat, eine Lage Salzkörner darauf streuen und die nächste Schicht Seife in die Form geben. Wieder warten, bis sich auf der Oberfläche eine Haut gebildet hat, dann die nächste Schicht Salz aufstreuen. In dieser Weise fortfahren, bis die Seifenform gefüllt ist. Wichtig ist, auf die Temperatur zu achten. Wenn die Seifenschicht in der Form bereits kalt ist, verbindet sie sich nicht mit der nächsten Schicht. Und wenn die Seife im Topf zu heiß ist, erwärmt sie beim Einfüllen die darunterliegende Schicht zu sehr, sodass sie wieder flüssig wird und das Salz absinkt.

Bei der allerletzten Schicht kann es sein, dass die Masse im Topf schon zu kalt ist. Dann kommt sie zunächst wieder zurück auf die Herdplatte und wird noch einmal verflüssigt.

MEIN TIPP FÜR SIE

Außer den beachtlichen Eigenschaften, mit denen Salz beim Waschen und Baden unserer Haut Gutes tun kann (s. Seite 5), sagt man ihm auch nach, unserem inneren Frieden und unserer Gelassenheit nützlich sein zu können. Nach einem anstrengenden Tag oder Gespräch soll das Salz beim Duschen alle negativen Überbleibsel und Empfindungen aufnehmen und abspülen. Ob wahr oder nicht: Ein schöner Gedanke, den ich hin und wieder auch gerne verschenke.

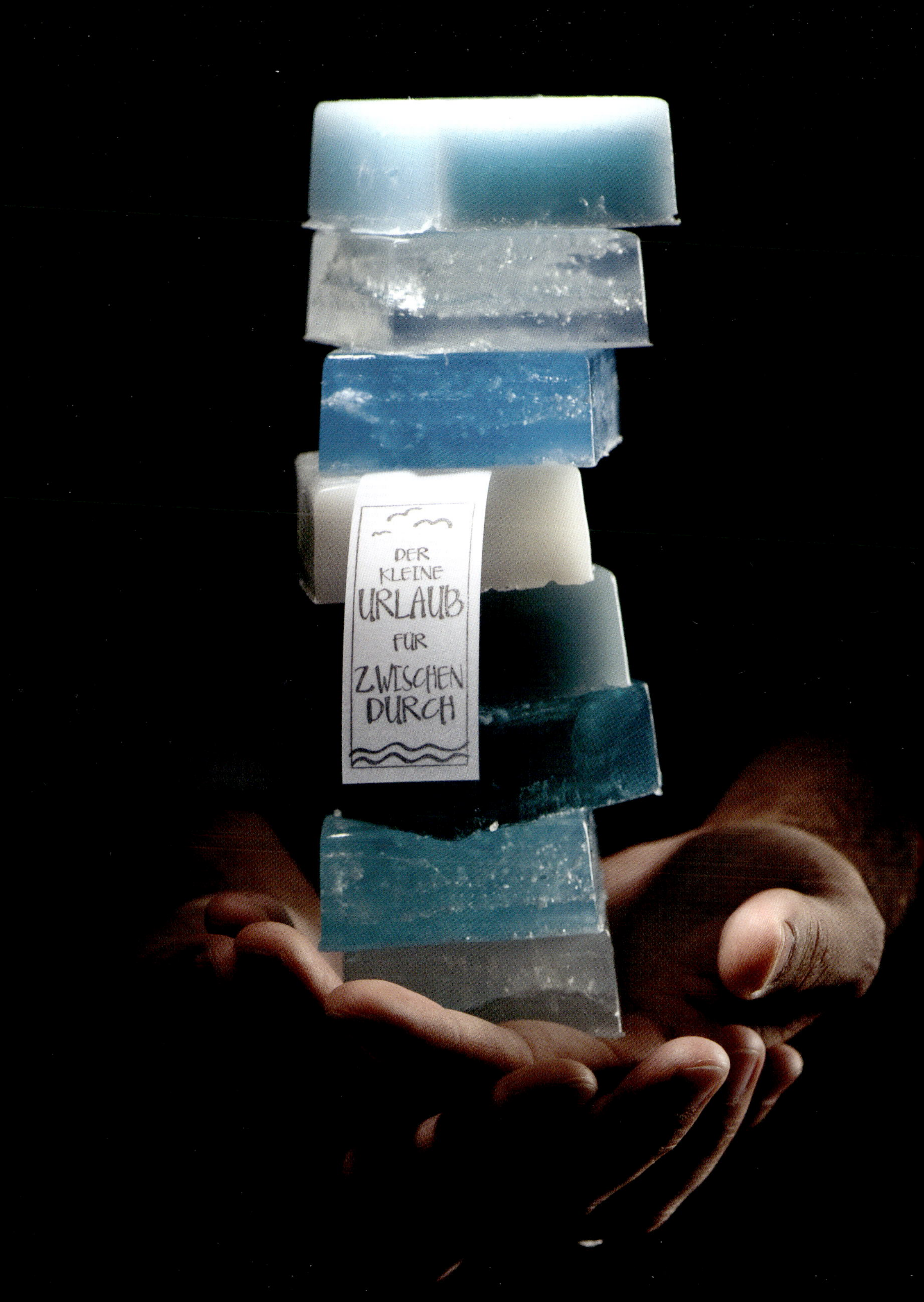
DER KLEINE URLAUB FÜR ZWISCHENDURCH

Rosenträume

zum Verwöhnen

Glück am Stück

Form: Oval, 3,8 cm x 5 cm

Seifenlabel: Glück am Stück

50 g opake Seifenmasse

+ Rest in der Schüssel vom Gutelauneseifchen

Gutelauneseifchen

Form: Rechteck, 4 cm x 5,5 cm

Seifenlabel: Gutelauneseifchen

65 g opake Seifenmasse

8 Tropfen Seifenfarbe in Purpur

5 g Sheabutter

2 g Kosmetik-Emulgator

MEIN TIPP FÜR SIE

Seifen werden seit jeher auch zum Beduften von Räumen, Schränken oder Schubladen verwendet. Auf der untersten Lage der Etagere sehen sie eine, die dafür gemacht wurde. Die beiden Rosenknospen, die ich zum Schluss auf die nur noch lauwarme Seifenmasse gelegt habe, sind dekorativ, so lange das Seifenstück als Duftstück dient. Soll die Seife irgendwann beim Händewaschen aufgebraucht werden, lässt sich die oberste Schicht mit den Röschen einfach mit einem scharfen Messer abtrennen.

100% von mir

Form: Rund, ø 5,5 cm

Seifenlabel: Handgemachte Seife

80 g opake Seifenmasse

3 Tropfen Seifenduft Rose

1 Tropfen Seifenfarbe in Purpur

5 g Sheabutter

3 g Kosmetik-Emulgator

with love

Form: Herz, 4 cm x 5,5 cm

Seifenlabel: with love

40 g opake Seifenmasse

½ Tropfen Seifenfarbe in Purpur

1 Tropfen Seifenduft Rose

Seifenherz

Form: 3 cm x 4 cm

40 g opake Seifenmasse

½ Tropfen Seifenfarbe in Purpur

1 Tropfen Seifenduft Rose

2 Rosenknospen

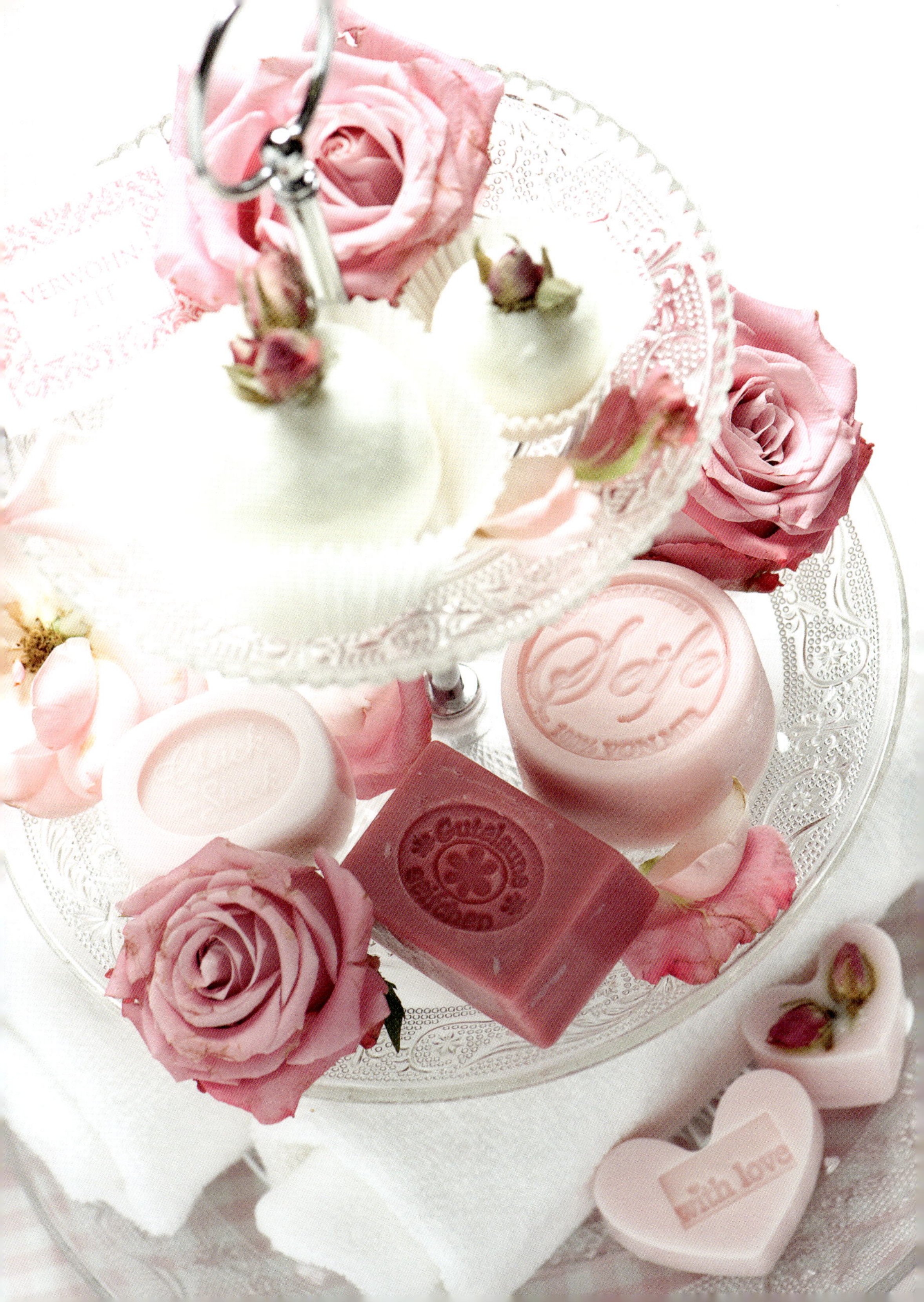
with love

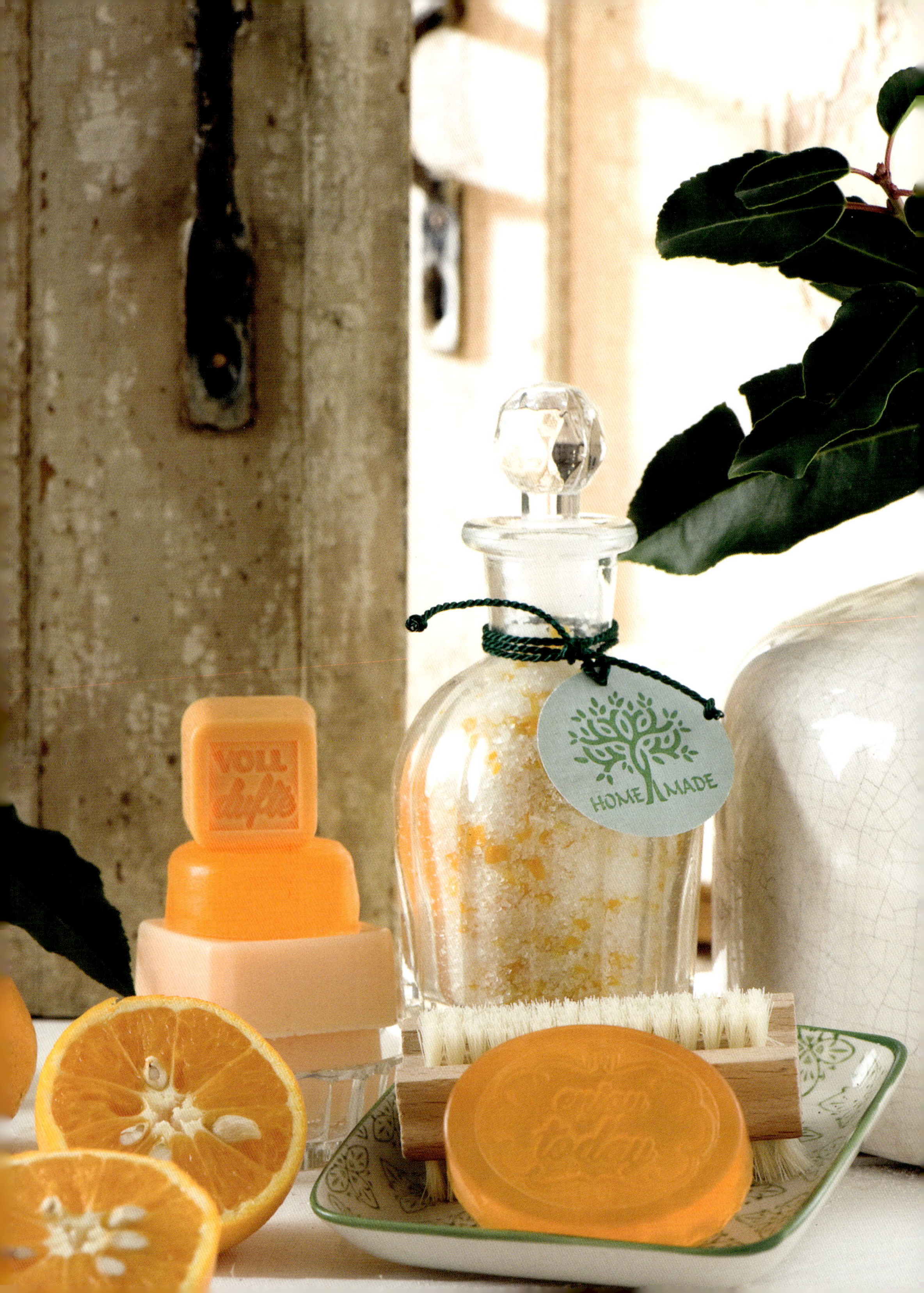
HOME MADE

Ein Duft liegt in der Luft

mit Gute-Laune-Garantie

enjoy today

Form: Oval, 5 cm x 7 cm

Seifenlabel: enjoy today

110 g transparente Seifenmasse

3 Tropfen Seifenfarbe in Orange

3 Tropfen Seifenduft Orange

5 g Rapsöl

4 g Kosmetik-Emulgator

VOLL dufte

Form: Quadrat mit gerundeten Ecken, 3,5 cm x 3,5 cm

Seifenlabel: voll dufte

40 g opake Seifenmasse

2 Tropfen Seifenfarbe in Orange

2 Tropfen Seifenduft in Orange

2 g Hautpflege-Wirkstoff für den jeweiligen Hauttyp

homemade: Badesalz

Meersalz (passende Menge zu Ihrer Glasflasche)

unbehandelte Orangen

GUT ZU WISSEN Ich habe von einer unbehandelten Orange mit dem Sparschäler die Schale mit allen ihren wertvollen ätherischen Ölen abgeschält und die Schalenstücke fein gehackt. Die Orangenschale habe ich mit dem Salz und ein paar Tropfen Seifenduft Orange gemischt und trocknen lassen, bevor ich alles zusammen in den Flacon gefüllt habe.

MEIN TIPP FÜR SIE

Orange hat zweifellos hervorragende hautpflegende und regenerierende Eigenschaften. Aber was mindestens genauso kostbar ist, ist ihr Duft. Dieser warme, entspannende Duft, den wir zumindest in der kalten Jahreszeit auf keinen Fall missen möchten. Die Stimulation unseres Gemüts durch Orangenduft ist nachgewiesen. Er wirkt beruhigend, angstmindernd, antidepressiv und fördert einen gesunden Schlaf und Appetit. Die negativen Folgen von Lichtmangel und Stress weichen einem belebten Geist, dessen Grundstimmung durch diesen Duft merklich aufgehellt ist.

Lavendel

handmade with love

Badekugeln

200 g Badekugelmasse für die abgebildete Menge
6-8 Tropfen Seifenfarbe in Lavendel
3 EL getrocknete Lavendelblüten

VERPACKUNG DER EINZELNEN BADEKUGEL

Unterteil einer Spanschachtel, ø 6 cm
Muffinmanschette in Weiß
einige Zweige getrockneter Lavendel, ca. 7 cm lang
Satinband in Lavendel, 3 mm breit, 30 cm lang
Tonkarton in hellem, kühlem Grün,
z.B. Mi Teintes in Thé vert
Stempel: handmade with love
Stempelkissen in Grape

VERPACKUNG DER VIER BADEKUGELN

Pappmachédose, 10 cm x 10 cm
vier Muffinmanschetten in Weiß
Band Baumwolloptik in Taupe, 10 mm breit, 70 cm lang
Stempel: keep calm and have a bubble bath
Stempelkissen in Weiß
Tonkarton in Granit, 3,5 cm x 8,5 cm
Lochzange, ø 4 mm

Fleur de Lys

Form: Oval, 5 cm x 7 cm
Seifenlabel: Fleur de Lys
110 g opake Seifenmasse
3 Tropfen Seifenfarbe in Lavendel
einige Tropfen Seifenduft Lavendel

Danke

Form: Quadrat, 3,5 cm x 3,5 cm
Seifenlabel: Danke
50 g opake Seifenmasse
2 EL der Masse für die große Seife, um einen
besonders zarten Farbton zu erzielen
1 TL getrocknete Lavendelblüten

MEIN TIPP FÜR SIE

Lavendel als Zusatz für Seifen und Badezugaben ist ein Klassiker. Und das nicht ohne Grund. Sein Duft entführt uns bei jedem Händewaschen und Entspannungsbad in blühende Lavendelfelder und erinnert uns an die schönen Sommermonate. Der Duft allein ist bereits eine den Alltag bereichernde Kostbarkeit, doch die mehr als 2.000 Inhaltsstoffe machen den Lavendel endgültig zu einem Tausendsassa in der Kosmetik. Die wichtigsten Eigenschaften habe ich Ihnen auf Seite 7 zusammengestellt.

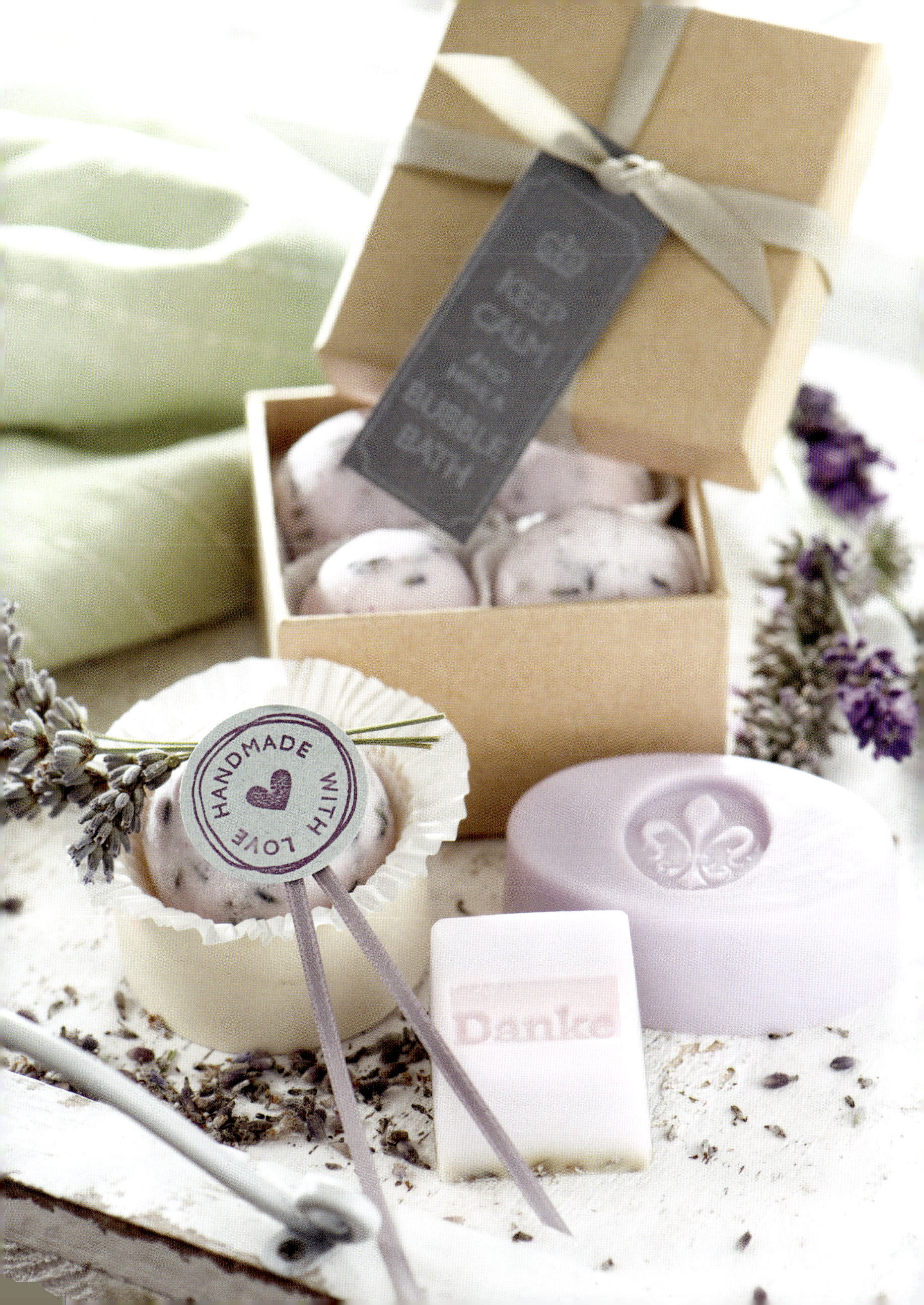
KEEP CALM
BUBBLE BATH
HANDMADE WITH LOVE
Danke

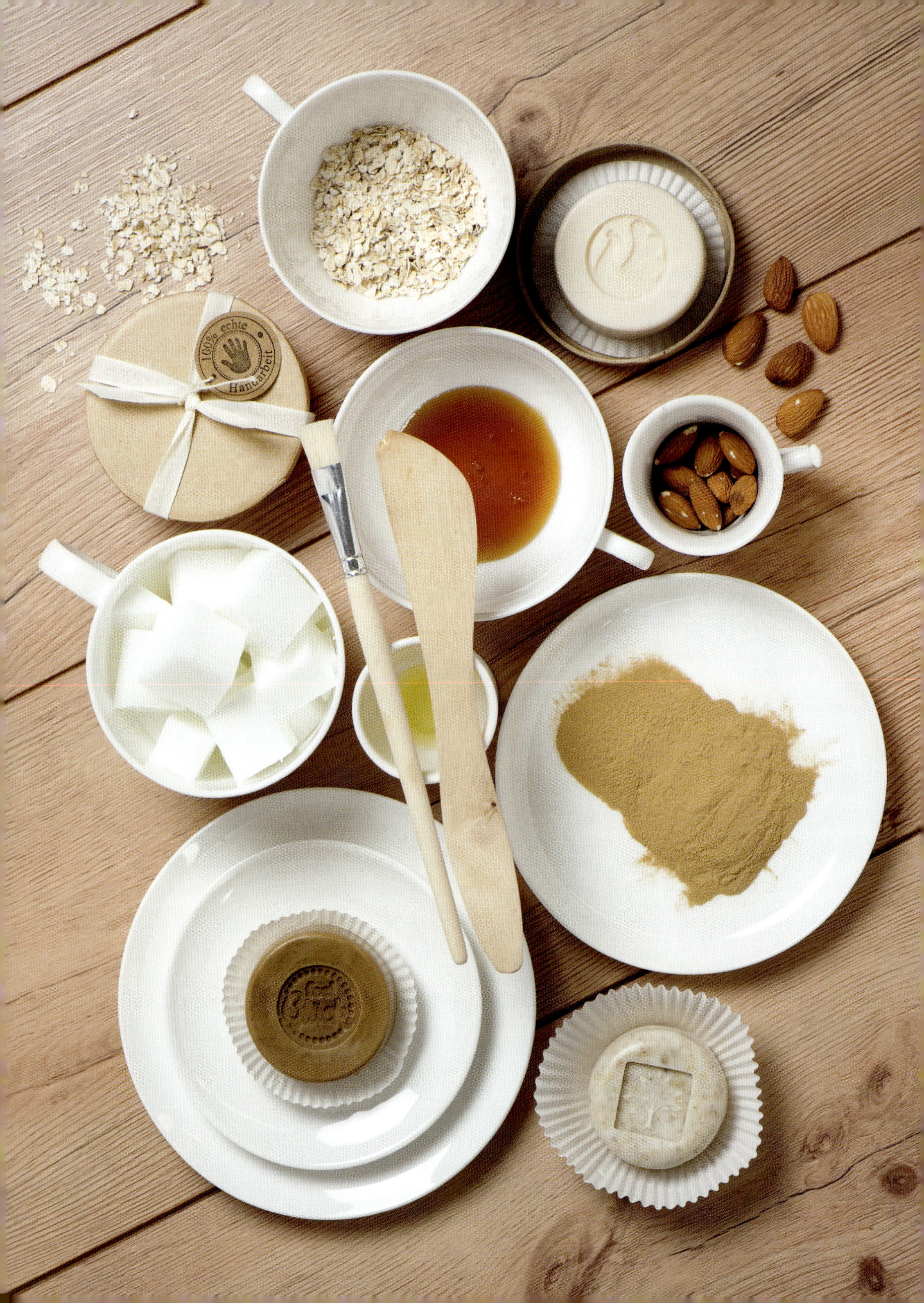
100% echte Handarbeit

Natur pur!

einfach & gut

Lebensbaum

Form: Rund, ø 5 cm

Seifenlabel: Lebensbaum

60 g opake Seifenmasse

5 g Haferflocken

3 g Olivenöl

2 g Kosmetik-Emulgator

feel Glück

Form: Rund, ø 5,5 cm

Seifenlabel: feel Glück

70 g opake Seifenmasse

10 g hautfeine Heilerde

3 g Mandelöl

2 g Kosmetik-Emulgator

Honigseife

Form: Rund, ø 5,5 cm

Seifenlabel: Peacock

80 g opake Seifenmasse

3 g Honig

MEIN TIPP FÜR SIE

Der Glyzerinseife können wir außer Ölen und ähnlichen Wirkstoffen auch allerlei andere Zutaten beifügen, die uns von Nutzen sein können.

Als Beispiel habe ich hier verwendet:
Heilerde: Bindet Fette und Bakterien und hilft damit, zum Beispiel Akne, Neurodermitis oder Sonnenbrand zu lindern.
Honig: Spendet Feuchtigkeit und wirkt antibakteriell. Trockene, reife und strapazierte Haut beruhigt und regeneriert sich.
Haferflocken: Verleiht der Seife einen sanften Peeling- und Massageeffekt.

Entwickeln Sie Ihre ganz eigenen Familienrezepte und -mischungen. Und vergessen Sie nicht, diese aufzuschreiben.

Ein Hauch skandinavischer Leichtigkeit

Form: Rechteck, 4 cm x 5,5 cm; verschiedene Seifenlabel, -farben und -düfte; jeweils 60 g Seifenmasse; Zusätze und Wirkstoffe nach Belieben

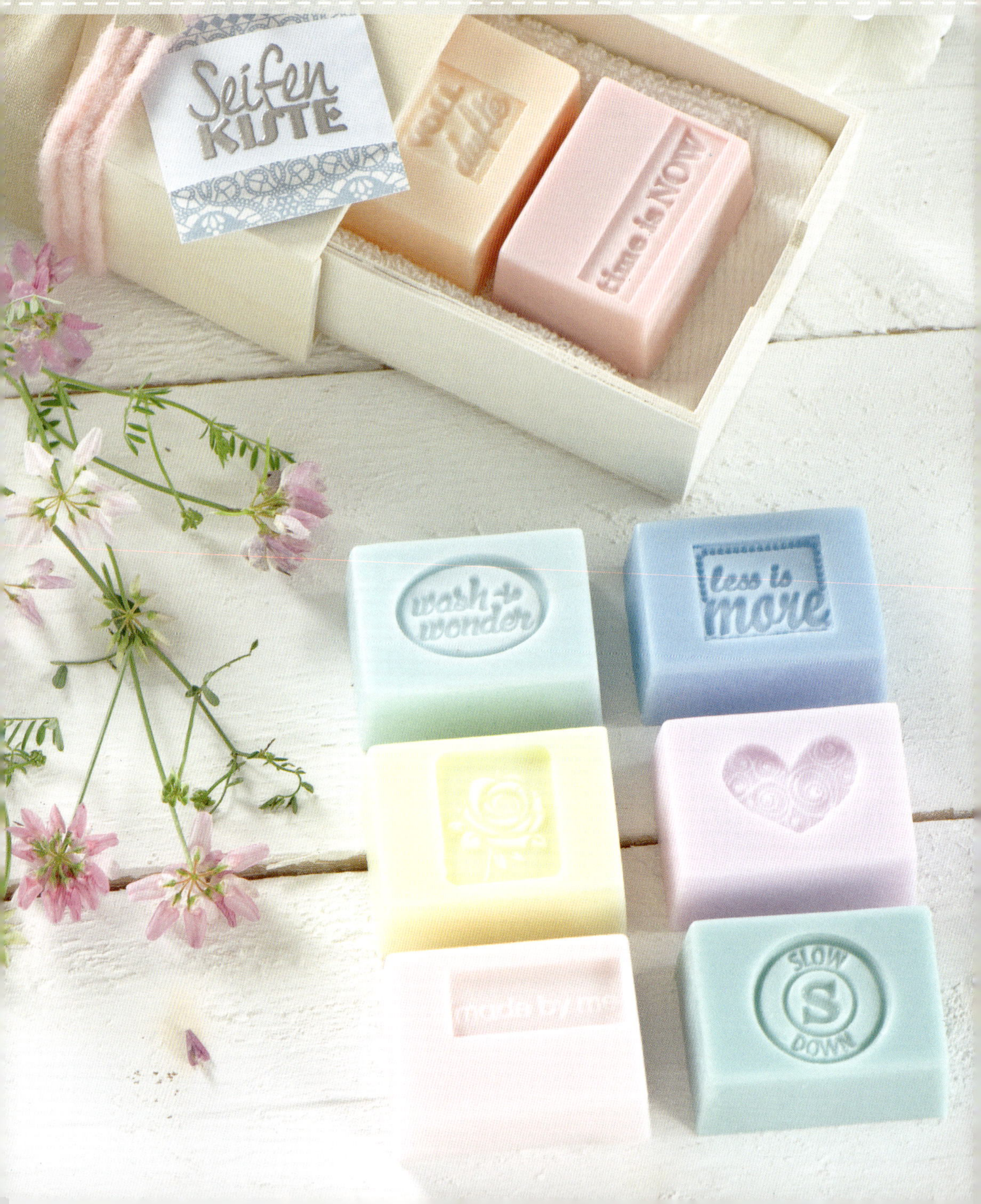

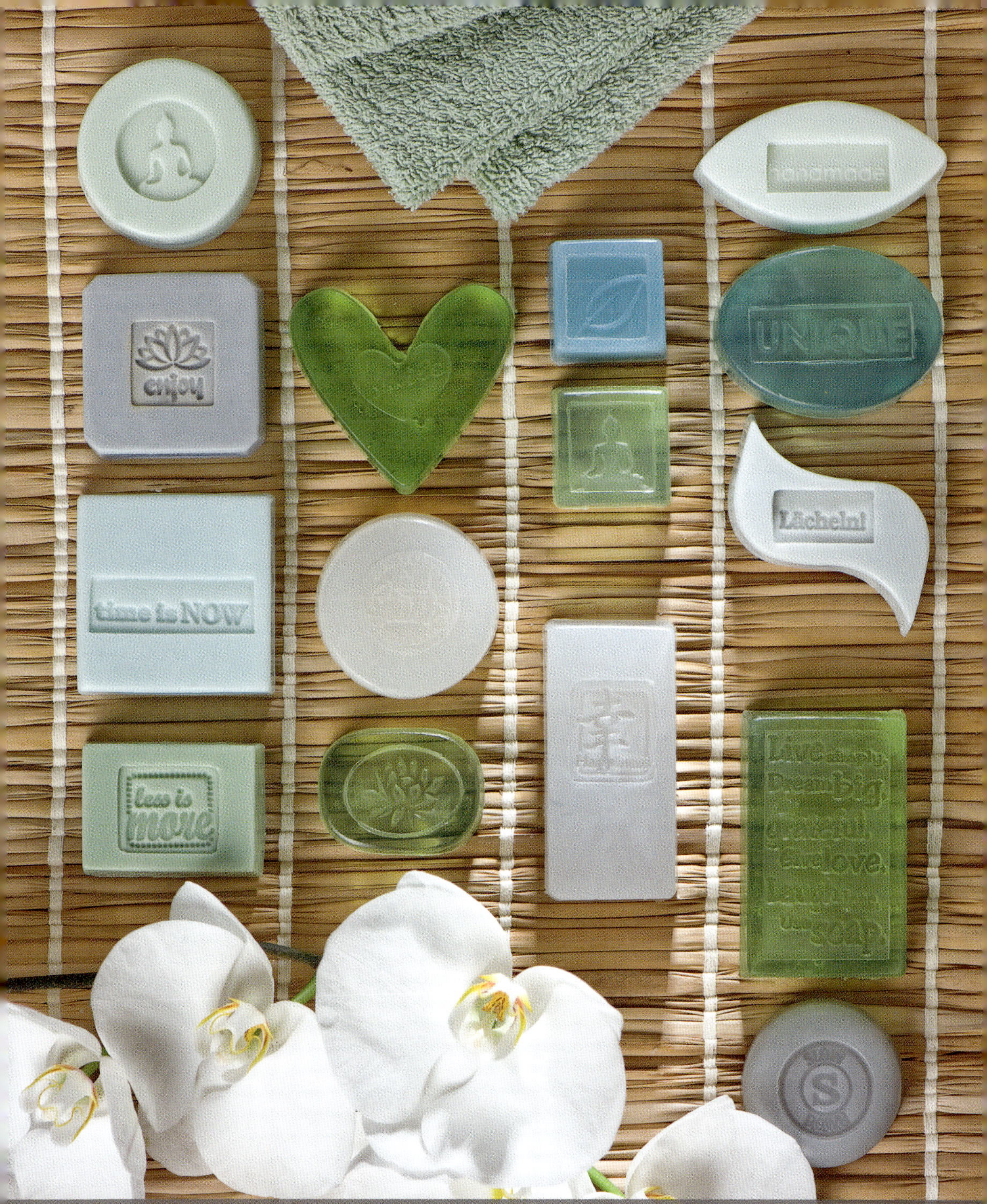

Spa & Wellness

Mit dieser Kollektion will ich Ihnen gerne die Vielfalt dessen, was an Variation möglich ist, zeigen. Welche pflegenden, duftenden und heilenden Wirkstoffe zugegeben werden können, wissen Sie inzwischen. Hier bleibt mir nur noch zu verraten, dass ich für alle Seifen nur drei Seifenfarben in unterschiedlicher Gewichtung und Mischung verwendet habe: Steingrau, Mint und Maigrün.

Helene Ludwig, Jahrgang 1972, ist in der Nähe von Karlsruhe zu Hause. Bereits während ihres Studiums arbeitete sie in der Kreativbranche. Nach dem Staatsexamen entschied sie dann, freiberuflich kreativ tätig zu sein. Seit vielen Jahren veröffentlicht sie nun Kreativbücher zu verschiedenen Themen, entwirft Grafiken und entwickelt Produkte. Ihr Herz schlägt für die großen und kleinen Ideen, die aus kleinen Dingen etwas Besonderes, ganz Individuelles machen.

DANKE!

Ich bedanke mich ganz herzlich beim Team von Creativ Markt Butterer in Bruchsal, das mich verlässlich mit Rat, Tat, Ermutigung und Alltagserfahrung unterstützt und dafür sorgt, dass das benötigte Material der verschiedenen Hersteller immer rechtzeitig bereitsteht.
Die verwendeten Gießformen, Labels und Stempel sind von den Firmen RAYHER, Laupheim, und CREATIV MARKT BUTTERER, Bruchsal. Sie sind urheberrechtlich geschützt und dürfen ausschließlich zu privaten, nicht kommerziellen Zwecken verwendet werden.

IMPRESSUM

FOTOS: frechverlag GmbH, 70499 Stuttgart; Claudia Fischer, Ilona Butterer 76646 Bruchsal (Cover-, Modell- und Schrittbilder); fotolia (S. 9ru © Photo SG, S. 10lu © hcast, S. 22lu © S.kobayashi, S. 25ru © JWS, S. 26lu © Lagarto Film, S.35ru © illustrez-vous)

PRODUKTMANAGEMENT UND LEKTORAT: Bianca Drotleff

GESTALTUNG: Konstanze Laue

DRUCK: GPS GROUP GMBH, ÖSTERREICH

1. Auflage 2017

ISBN 978-3-7724-4271-1 • Best.-Nr. 4271